- 待ち望まれていた女性専用外来
- 日本でも始まった性差医療（Gender-Specific Medicine）
- 全国の頼れる女性医師たち

女性のための安心医療ガイド

はじめに

各地の病院に、女性医師たちが中心になって「女性専用外来」が設けられ、話題を呼んでいます。どの病院でも当事者の医師たちが驚くほどの反響で、中にはかなり先まで予約が入っているところもあるようです。また、女性と男性の性差に基づいた医療＝性差医療の必要性について語られることも多く、関心が高くなりつつあります。

どうして「女性専用外来」がこれほどまでに支持されるのでしょうか。その理由のひとつに、女性は女性医師に診てもらいたいというニーズの高さがあります。

女性は、いくら相手がお医者さんとはいえ、乳腺外科や泌尿器科、産婦人科、肛門科などで診察を受けるとき、ちょっと抵抗があるのではないでしょうか。このためらいが受診を遅らせ、症状を重くしてしまうこともあります。

つい最近、歌手の宇多田ヒカルさんが卵巣腫瘍の摘出手術を受けたことがテレビや雑誌で話題になりました。これまで中高年の婦人病と思われてきた卵巣腫瘍に一九歳の宇多田さんがかかったことと、この病気の体験をもとに宇多田さんがファンに向けて「若い子にも卵巣腫瘍が増えているらしいから、行ったことのない女の子は、お願い！　どうかお化け屋敷に入ってみるくらいの気持ちで産婦人科に行ってみてください」というメッセージを自分のホームページで送っていることから、若い女性の婦人科検診が増えてもいるようです。

また、女性が同性の医師を望むのは「女性のお医者さんの方が、痛みや苦しみを理解してもらえそう」と考えていることも理由にあげられます。本当に良い医師というのは、男性も女性も関係なく、相手の立場にたって話を聞くことができ、確かな知識と技術をもった人だということは言うまでもありません。ただ、「経験に勝る知識はない」というように、女性としての体験や感覚をより多くもっている医師のほうが、女性の患者さんの気持ちを理解しやすいということはあると思います。

男性医師にもすばらしい先生はいますが「健康であると同時に美しくありたい」といった女ごころを汲み取ることはもちろん、女性特有の更年期の不調や、心や体の微妙な変調については、やはり女性医師の方が親身になって聞いてくれることが多いと考えられます。ですから女性の気持ちにたって設けられた「女性専用外来」や、女性のための医療＝「女性医療」への期待が高いのはごく自然なことだといえるでしょう。

この本の編集にあたり、産婦人科、精神科、内科、皮膚科、泌尿器科などの百数十名の女性の先生方に、さまざまな形でご協力をいただきました。どの科の先生も共通しておっしゃるのは「不調を感じたら、早めに受診しましょう」ということ。どんな病気も早期発見・早期治療が最善の治療法だということを、多くの先生が強調されています。

「まだ大丈夫」「恥ずかしい」「病気が見つかったらどうしよう」など、受診は、ついつい先延ばしにしてしまいがちです。女性のそうしたためらいの気持ちを少しでも和らげるためにも、女性が受診しやすいという観点から、「女性医療」に積極的に取り組んでいる（取り組もうとしている）病院に加え、頼りになる女性のお医者さんの紹介に力を入れました。

受診するとき、実際に診察してくださる先生がどんな方なのか、少しでも情報が多いほうが安心して相談できるのではないかという考えから、各先生のお顔の写真やメッセージなども、可能な限り取り入れたつもりです。

第四章の「全国の頼れる女性医師たち」でご紹介した先生以外にも、全国で活躍されている女性医師の方は、たくさんいらっしゃると思います。もし、「どうしてこの先生は載っていないの？」といったご意見・ご推薦などがございましたら、今後の参考にさせていただきたいと思いますので、読者カードなどを通じて、ぜひ編集部までお知らせください。

この本が少しでも、あなたの心と体の健康のために、お役に立てば幸いです。

編集部

目次

はじめに　3

第1章　女性の医療、性差に基づく医療（Gender-Specific Medicine）とは？　天野恵子　11

第2章　女性の心と体のこと、各科の先生に聞きました　25

●産婦人科……東京医科大学・産科婦人科講師　永田順子　26
「信頼できるかかりつけ医をもって体や心のことを気軽に相談しましょう」

● 泌尿器科…………東京女子医科大学附属第二病院・泌尿器科講師　巴　ひかる　32
「女性に多い「尿もれ」や「膀胱炎」の悩み
より快適な日常生活のためにも積極的に相談を」

● 心療内科…………姫野病院・副院長　姫野友美　37
「病気はストップサイン
体がSOSを出しているときは心もSOSを出しています」

● 皮膚科…………銀座皮膚科クリニック・院長　堀内敏子　43
「「皮膚は内臓の鑑《かがみ》」です
内側から健康になることが美しさへの近道です」

第3章 「女性専用外来」「性差医療」に取り組み始めた医療機関 49

東京都千代田区 女性のための生涯医療センター「ViVi」 50

東京都新宿区 東京女子医科大学附属「女性生涯健康センター」 56

東京都新宿区 東京都予防医学協会 保健会館「グリーンルーム」 60

東京都世田谷区 国立成育医療センター 64

神奈川県横浜市 国立横浜病院「女性診療外来」 66

神奈川県川崎市 労働福祉事業団 関東労災病院「働く女性専門外来」 70

千葉県東金市 千葉県立東金病院「女性専用外来」 72

千葉県木更津市 君津中央病院「女性専用外来」 74

千葉県鴨川市
亀田メディカルセンター（亀田総合病院・亀田クリニック）76

愛知県名古屋市
労働福祉事業団 中部労災病院「女性医師による働く女性総合外来」78

島根県松江市
松江生協病院「女性診療科」80

高知県高知市
高知いちょう病院「亜佐子先生の女性専用外来」82

鹿児島県鹿児島市
鹿児島大学医学部附属病院「女性専用外来」86

福岡県福岡市
福岡大学病院　第二外科「女性患者専門外科外来」89

静岡県長泉町
静岡県立静岡がんセンター「女性センター」「女性病棟」90

山口県宇部市
山口大学医学部附属病院「女性内科」91

第4章　全国の頼れる女性医師たち　93

産科・婦人科　94
泌尿器科　136
乳腺外科　138
精神科・心療内科　144
皮膚科　157
内科・その他　165

あとがきにかえて　185

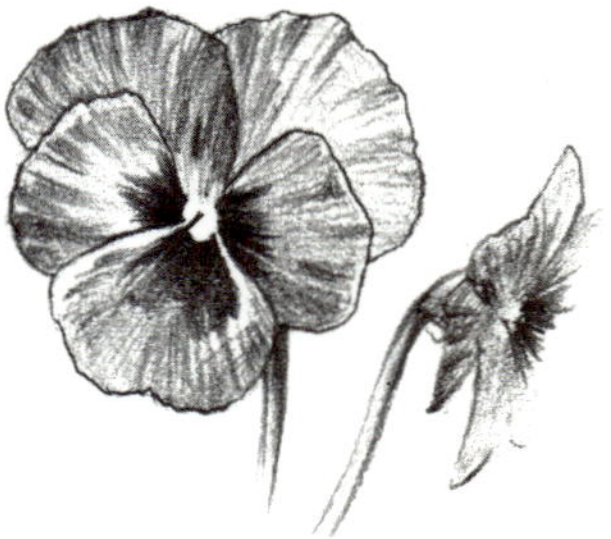

ブックデザイン・前田　寛

第１章
女性の医療、性差に基づく医療（Gender-Specific Medicine）とは？

全国に広がり始めた女性専用外来の現状や性差医療について、
この分野の第一人者である
天野恵子先生に解説していただきました。

女性の医療、性差に基づく医療（Gender-Specific Medicine）とは？

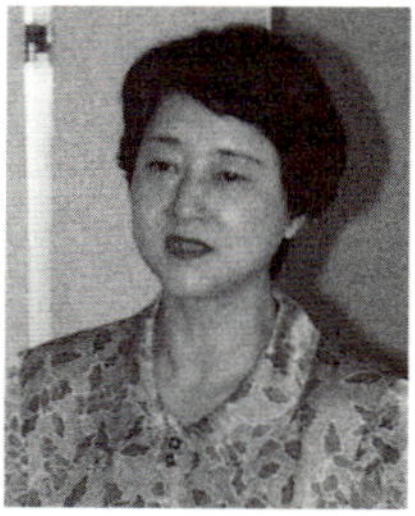

天野恵子
東京水産大学保健管理センター
教授・所長／医学博士

女性専用外来への大きな反響

女性の医療が変わろうとしています。

○一年五月には国立大学ではじめて鹿児島大学医学部附属病院に女性専用外来が立ち上げられました。第一内科女性医師八名による毎週火曜日九～一二時、二名ずつの交代制をしく診療体制で、「紹介状は不要」「対象者は女性で症状は問わない」「一人三〇分、一日一〇名の完全予約制」「初診の医師が最後まで担当する主治医制」という画期的な試みは、多くの女性の賛同を得て、またたく間に県外へと飛び火していきました。

千葉県では〇一年三月、介護・福祉、医療、環境を得意分野とする堂本暁子知事の誕生を迎え、以来、女性の医療が大きく転換しています。〇一年九月には県立東金病院に女性専用外来が立ち上げられ、県の補正予算六〇〇〇万円が計上され、骨密度を測定するための機器（DEXA法）、乳がん診断用の機器（マンモグラフィー）、流水を利用した運動機器（フローミル）が設置されました。DEXA法は全身の骨密度のみならず、体脂肪をも正確に測定することができます。

東金病院の女性専用外来は、開始四カ月後には四〇〇件を超す予約待ちとなり、遠くは埼玉県、神奈川県、茨城県と、関東一圏から診療希望者が来たといいます。

東京・市ヶ谷で豪華にスタートした東京顕微鏡院の、女性のための生涯医療センターVi Viでは開院後五カ月で一二〇〇名の女性が日本中から訪れたとのことです。このことは、いかに多くの女性が女性専用外来の出現を待ち望んでいたかを、医師の側に知らしめることになりました。

女性医師が女性を診る時代に

筆者（59歳）が医学部を出た年代では、女性医師の同年代医師に占める割合は九％、一〇人に一人でした。また、女性医師が選択する科目も小児科、皮膚科、眼科、麻酔科が多く、内科を専攻する医師はそれほど多くありませんでした。しかし、それ以上に産婦人科を含む外科を専攻する女性医師は極めてまれでした。

その後、現在四〇歳代の女性医師は同年代医師の一一%、三〇歳代では一八%と徐々に増え、二九歳以下では三一%を数えるまでになりました（平成一二年度厚生労働省調べ）。これは、女性の進学率、ことに男女共学校への進学率が伸び、理系を専攻する女性が増えるにつれ、医学系、薬学系へ進む女性が急増したことによります。今から二〇年後には三〇歳代、四〇歳代の、中堅で最も現場で活躍している医師の半分が女性になることは、想像に難くありません。

また、診療を受ける側を考えてみても、二〇年後には六五歳以上の高齢者が四人に一人となり、その比率では女性が男性を凌駕します。まさに、女性医師が女性を診るということが当たり前の時代になってきます。

しかし現在では、まだ女性医師の総医師数に占める割合は一四%であり、女性の医師に診てもらいたいと考えても、その希望がすぐに実現するとはいいがたい状態です。

医療施設従事医師数及び構成割合の年齢階級・性別

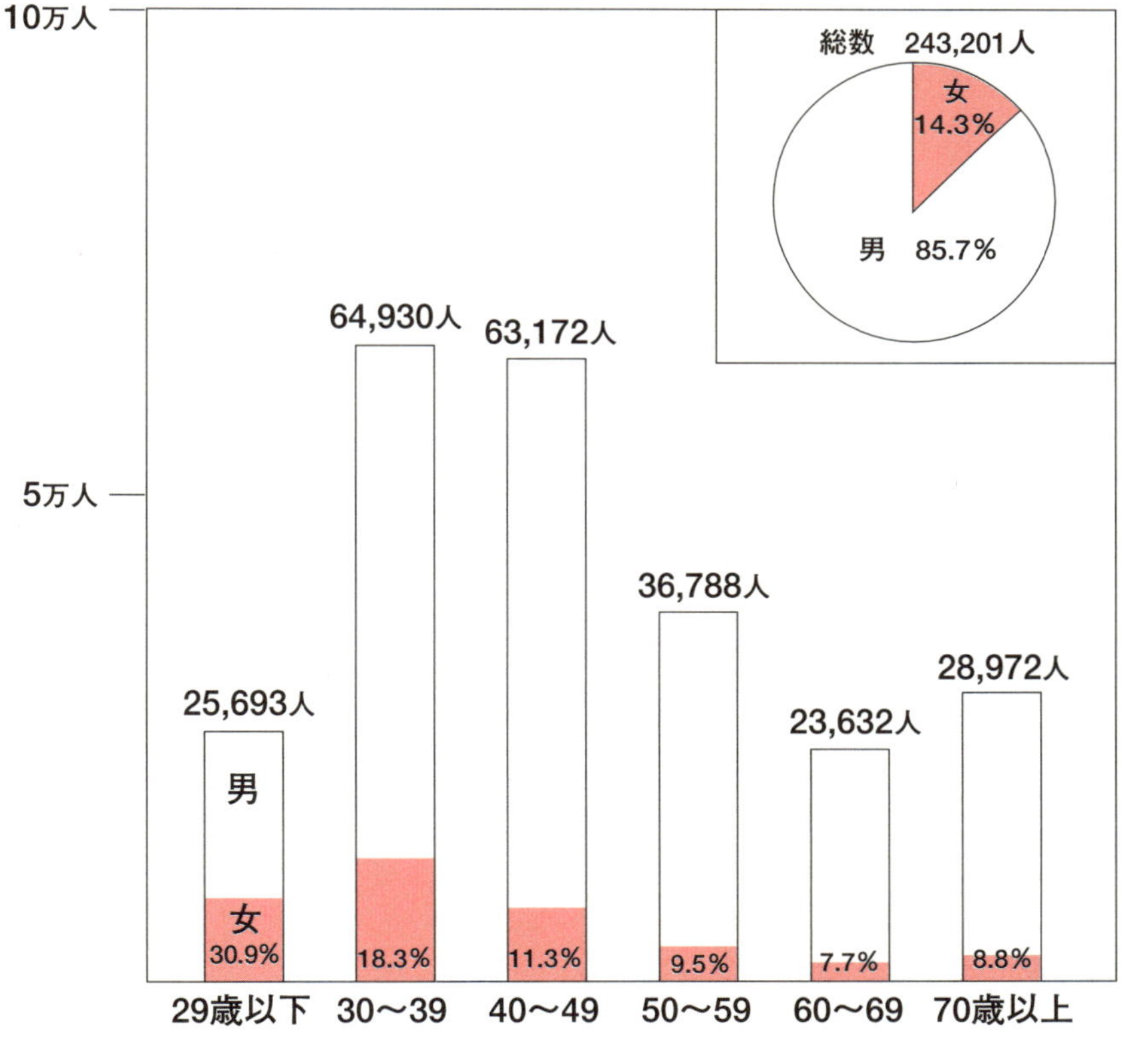

（平成12年度　厚生労働省調査より）

性差医療はなぜ必要？

男性医師からよく「患者さんにとって、十分に話を聞いてくれれば、医師が男性であっても、女性専用外来と同じように評判が良いのではないか」と質問されます。

確かに、自分がよく知っている男性医師が、相手が女性であるということを配慮した上で、十分に話を聞いてくれる場合は、男性医師でも問題ないといわれる女性もいらっしゃいます。しかし、実際の医療の現場でそのようになっているかと考えますと、答えはＮＯです。

〇二年四月、筆者は循環器を専門とする医師の学会（日本循環器学会）で、「循環器分野における女医の役割」という話をしましたが、そのレクチュアにあたり、循環器専門医（循環器を専攻する医師のなかで、さらに専門医の資格を得た医師）の資格をもつ全女性医師四九五人にアンケート調査を行ないました。ちなみに日本循環器学会の会員数は男女合わせて約二万人、専門医の数は七七〇〇名です。

性差を考慮した医療の概念や疾患における性差、科学的根拠の有無などについて質問しましたが、現在の医療現場で女性患者に対する配慮にかける部分があるかとの質問に、七七％の女性医師が「ハイ」と答えていました。

女性と男性では生物学的な男女差だけではなく、社会的、経済的背景の差を含んだジェンダーの差が歴然としてあります。働く女性を例に取ると、体力の差、生理作用の差、精神活動の違いなど生物学上男女共通項であるがその程度に差があるものだけでなく、妊娠、出産、育児、家事、介護と現代の社会では女性が担って当たり前と思われている負荷が、職場での女性の健康に大きな影を落としているのです。そして、これらの相談にあたって、男性の医師がいくら親切に時間をかけても、応えられない領域があることも事実です。

アメリカでの性差を考慮した医学の研究

「不安を取り除く医療、納得する医療、優しい医療」これは全国民が求めているものです。しかし女性ではさらにもうひとつ、今までの医療が残念ながら「男性のための医療」であったという事実を認識し、変えていかなくてはならないというステップがあります。

女性の医療を見直そうとする政府主導の改革が、米国で約一〇年ほど前に始まりました。米国では六〇年代のサリドマイド事件（妊娠初期にサリドマイドを含む眠剤を服用した女性から四肢に障害を持つ子供が生まれた）、七〇年代のＤＳＥ医療事故（妊婦に流産防止の目的で投与されたdiethylstilbestrolにより、出生女児の膣がんが誘発された）の悲劇を重く見て、妊娠の可能性のある女性を薬の治験に加えることは好ましくないというガイダンスがＦＤＡ（米国食品・医薬品局）から、七七年に出されました。

その後、女性は薬の治験を含む臨床研究から除外される状況が十数年にわたって続きました。女性生殖器および乳腺の悪性腫瘍を除くと、多くの生理医学的研究における臨床試験が、対象から女性を除外し、男性をモデルとして計画されました。そして、その研究結果があたかも疾病病態が女性でも同じであるかのごとく、何の疑問もなく女性に当てはめられてきたのです。

しかし、八〇年代後半に、女性の健康に関する施策の策定にあたって、米国政府はあまりにも女性に関する情報の少ないことに気づきました。九〇年代に入り、政府は研究者に、女性に関する疫学、臨床研究、基礎研究を奨励し、製薬会社には、治験に際し、必ず女性を対象例の半分は入れるようにと義務付けました。性差を考慮した医学（Gender-specific medicine）の幕開けでした。

九一年からは更年期女性のＱＯＬ（quality of life=生活の質）を脅かす疾患の研究を目的とした予算総額八〇〇億円、登録された中高年女性数約二〇万人の一〇年にわたる研究が始まりました。この研究は、米国における中高年女性の健康状態の実態を調査するとともに、食事、サプリメント、運動、ホルモン補充療法とがん、心臓病、脳血管疾患、痴呆との関連を明らかにすることを目的としています。地域における女性医療の研究、診療、啓蒙教育を行なうためのセンターも大学医学部に付設される形で、全米一八カ所に展開されています。

このような努力の結果、ここ一〇年で米国の女性の医療は大きく変化してきました。女性における疾病の実態がやっと明らかになってきたのです。日本では、残念ながらこのような学際的研究に関してはまだまだです。これから立ち上げなくてはいけない状況です。

女性ホルモンと女性の健康

女性の一生は女性ホルモンに支配されているといっても過言ではありません。女性の心と体は、女性ホルモンの影響を受けて、大きく変化します。

誕生以後、乳児期、幼児期、学童期前期までは、男女とも同じような体型ですが、思春期の到来とともに卵巣がホルモンの分泌を開始し、乳房、子宮、膣などの発達が促されます。また、体つきは皮下脂肪がたくわえられ、ふっくらと女性らしくなっていきます。

思春期を卒業する一八歳ごろから更年期に入る四〇代のはじめまでを性成熟期といいますが、この時期は卵巣の機能も安定し、妊娠、出産という女性のみに許された大役を担う時期です。この時期は、「生む性」としての女性が女性ホルモン（殊にエストロゲン）に見事なまでに守られている時期でもあり、心身ともに充実しています。

ところが、卵巣では三〇代の半ばから老化が始まっています。卵巣の老化とともに、月経周期の乱れや更年期症状といわれるさまざまな症状が女性を襲います。平均的な閉経の年齢は古今東西を問わず、五〇～五一歳です。実際的には四五歳以上の女性で一年間以上月経を認めなければ閉経としてよいとされています。

また、血液検査をすると、閉経後は血液中のエストロゲンが測定下限値以下となり、卵胞刺激ホルモンが上昇します。閉経をはさんで前後約五年ずつ、平均的に四五～四六歳から五五～五六歳を更年期と考えていますが、この時期は思ってもみなかった心身の変化が現われ、気持ちを落ち込ませてしまうこともしばしばです。この時期をいかに上手に乗り切るかが、その後の人生に大きく影響してきます。

六五歳からの老年期は女性における生活習慣病（がん、心臓病、脳卒中、骨粗しょう症、糖尿病、高血圧など）が顕在化してくる時期であり、エストロゲンの欠乏による影響が疾病の発現を加速させます。

これまで女性の健康といえば、子どもを産み育てるという母性の健康としてのみとらえられがちでした。しかし、エストロゲンが乳房、子宮、膣という女性内外性器のみでなく、性器以外の組織でも重要な役割を果たしていることが続々と明らかになってきています。

エストロゲンは、脳では記憶をつかさどる神経細胞の自殺を抑制して、神経細胞のネットワークの構築を促進します。肝臓ではコレステロールの産生を抑制します。皮膚ではコラーゲンを増やし、骨ではその形成に関与し、骨量を増やします。血管の動脈硬化の進展も抑制し、血管がやわらかく、しなやかであるよう働いています。このようにエストロゲンは多彩な機能をもっているのですが、閉経とともにその機能が急激に失われるところに、この年代の男女における健康度の差が生じてきます。

遅れている日本の更年期医療

更年期は、のぼせ、ほてりに代表される血管運動症状、いらいら、うつなどの精神症状、不眠、物の名前を思い出せないなどの短期記憶障害などの急性期症状に始まり、原因不明の倦怠感、下肢のしびれや脱力、冷え、腰痛、皮膚の萎縮、骨盤底筋の緩みによる尿失禁、膣分泌の減少による性交痛など多彩な症状に悩まされ、女性が多くの医療機関を訪ね歩くきっかけとなる時期でもあります。

また、エストロゲンの低下は、血液中のコレステロールを急激に上昇させ、高脂血症と診断されることが多くなります。基礎代謝が低下し、肥満が進行してきます。肥満は中性脂肪の増加、インスリン感受性の低下、高血圧を引き起こします。女性では、閉経前は男性に比べて糖尿病罹患率は低いのですが、閉経とともに増加し始め、六〇歳を超すと男性を凌駕します。血圧は高くなると同時に、自律神経の不安定さを反映して非常に不安定で、急に高くなったり、薬を飲むと今度は低くなりすぎたり、コントロールが難しいのも特徴です。骨は吸収が加速され、形成が鈍化します。そして、閉経後一〇～一五年経過して骨粗しょう症、動脈硬化性疾患が増え始め、二〇年後にはアルツハイマー病が発症してきます。これらの疾患は性差がはっきりしています。

アルツハイマー病は男性に比べ女性が二～三倍多い疾患であり、骨粗しょう症は女性が四倍の罹患率です。動脈硬化性疾患の代表である心筋梗塞は、六五歳を過ぎると男女の差が小さくなり、発症率にほとんど差がなくなりますが、六五歳以下では圧倒的に男性に多く発症します。

更年期の急性期の症状には、ホルモン補充療法（ＨＲＴ）が極めて有効ですが、日本では更年期医療そのものが大変遅れています。女性の側も医師の側も、いまだ更年期はじっと我慢していればそのうち終わると考えている方が多く、米国では四割、お隣の韓国でも一割というＨＲＴの日本での普及率はわずか一％台です。女性を診るすべての医師が、診療科を問わず、更年期患者にとって有効な治療法のひとつであるＨＲＴの処方やガイダンスを行なえるスキルを身に付けることが必要です。

女性のための医療の確立を目指して

わが国の平均寿命は男女とも世界一となり、男性は七七・六四歳、女性は八四・六二歳(二〇〇〇年度)という時代を迎えました。

女性が閉経後約三五年の期間をホルモンの減少と折り合いをつけながら、いかに健康に生き生きと過ごせるかが、今後の女性の医療の大きなテーマです。女性のＱＯＬを高めるためには、女性における健康ならびに健康障害の特異性についての科学的解明が必要です。

女性生殖器、乳腺の疾患はもちろんのこと、疾患における男女比が圧倒的に女性に傾いている病態、発症率はほぼ同じでも、男女間で臨床的に差を見るもの、いまだ生理的、生物学的解明が女性で遅れている病態、社会的な女性の地位と健康の関連などに関する研究が必要です。

さらに、臨床研究結果を男女の性差に基づいて解析し、疾病の進展、治療法、予防措置の効果における性の関与を明らかにすることは、男女で同じように治療を受けた場合でも、その効果に差が生じることを私たちに示してくれます。

多くの性差を探求しつづけることにより、私たちは性差に対応したより良い診断方法、治療法を手に入れ、両性において最も良質のケアを享受できるようになると考えられます。当然、これらの研究結果を現場で患者さんへと還元してくれる、女性を的確に診察できる医師の養成も欠くことができません。

研究、教育、診療、患者さんの啓蒙教育、保健活動、行政の人的・経済的支援、これらがそろって初めて、女性が受けたい医療の完成への展望が開けてくるといえるでしょう。

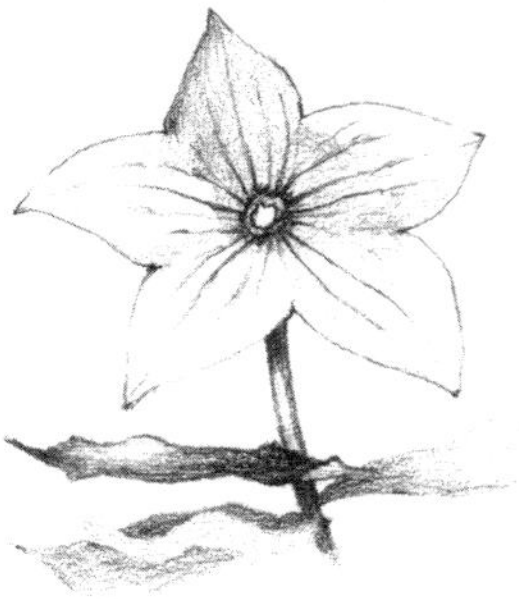

第2章
女性の心と体のこと、各科の先生に聞きました

女性に多い疾患や気になる症状の特徴や治療法について、
各科の先生方に教えていただきました。

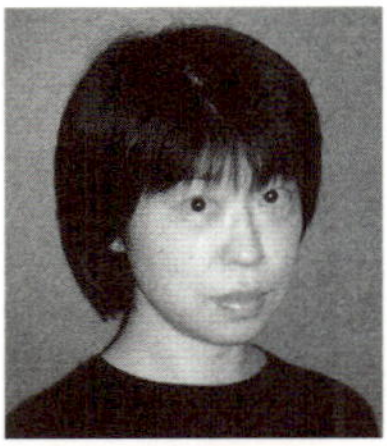

産婦人科

信頼できるかかりつけ医をもって体や心のことを気軽に相談しましょう

永田順子
東京医科大学・産科婦人科講師

産婦人科は、いくつになっても受診しづらい科のひとつだと思います。診察のために下半身を出さなければいけなかったり、治療の過程で職場や家庭での人間関係、性生活についてなど、デリケートな問題を話さなければならないことも多いため、男性医師の診察に抵抗のある患者さんも少なくないようです。受付で女性医師を希望される方や、何年もの間、羞恥心から受診を先延ばしにしてきたという年配の女性も珍しくありません。

確かに生理や妊娠、出産、更年期など、同性として多くのことを経験した女性医師の方が、病気の症状や苦しみを理解しやすいということはあります。ただ、本当に大切なのは患者さんと医師との信頼関係だと思います。

以前こんなことがありました。過去に別の病院で手術を受けた女性が、手術が適切なものだったかどうかが心配になり、意見を求めてきました。その方が手術を受けた病院では、手術の内容を詳しく記述した記録、摘出物の写真と説明、手術前後の画像診断の記録などを患者さんに渡しており、きわめて適切な手術が行なわれたことが一目瞭然で、これ以上の親切な説明はないように私には思えましたが、その方にとってはそれでも不安なのでした。結局その方の場合、文書として渡されていても、医師からの説明に対して充分納得がいかないまま手術を受けてしまったために、術後も不安が残り、心配だけが増長していたようです。

どんなに詳しい説明であっても、一方的に書かれたものと、対面して反応を見ながら話すのとでは、患者さんの理解度や納得度、医師に対する信頼度が違ってきます。治療の上で患者さんと医師の信頼関係は欠かせないもの。そのためにも、患者さんは症状や知りたいことを医師に率直に伝えるよう心がけ、医師はそれに対する説明をしっかりと行なう努力が必要といえるでしょう。ただし、信頼関係は一朝一夕に築けるものではありません。普段から身近なかかりつけ医をもち、月経や避妊、妊娠、出産、更年期障害といったさまざまな場面で、体や心のことを気軽に相談されることをおすすめします。また、子宮がんをはじめとする婦人科系の病気の検診は、会社の健康診断などではカバーされないことが多いので、意識して受けるようにしましょう。健康なうちからのそうした心がけが、病気の予防や早期発見、治療の際の安心感へとつながります。

子宮がん検診の有用性

それでは、子宮がん検診ではどのようなことを行なうのか、簡単に説明しておきましょう。子宮がんは子宮頚がん（子宮下部の膣に続く子宮頚管にできる）と子宮体がん（子宮頚管より上部、子宮体部にできる）に分けられ、日本では子宮頚がんになる人の方が多いのですが、子宮体がんも増えています。子宮頚がんは異形成と呼ばれる、がんになる前の状態（前がん病変）からがんへと進んでいく過程がよく研究されているため、ごく初期のがんも細胞診という方法で比較的容易に見つけることができます。

子宮がん検診では主に子宮頚がんと異形成の早期発見のため、子宮頚部の細胞診と内診を行ないます。細胞診というのは子宮の頚部を綿棒で軽くこすって細胞をスライドグラスに塗りつけ、それを顕微鏡で見る検査のこと。痛みもなく、簡単にできます。内診は膣の中に左人さし指を入れて右手をお腹の上に当て、両手で子宮や卵巣の状態を触診する診察法です。この検査によって大きな子宮筋腫や卵巣腫瘍があるかどうかといったことがわかります。細胞診も内診も二～三分で終わる検査です。子宮頚がんは早期発見すれば子宮を残すこともできますし、治る可能性の高いがんのひとつ。また、検診が病気の早期発見と治療に有用だと認められたがんでもあります。

一方、子宮体がんは、頸がんよりも高齢者に多いのですが、最近は四〇歳以下の若い人たちにも増えています。子宮頸がんでは初期には症状がまったくないことが多いのですが、子宮体がんでは不正出血があることが多いので、子宮がん検診の際、「四〇歳以上で生理不順がもともとあって不正出血がある人」「五〇歳以上または閉経後に不正出血があった人」などを対象に子宮体がんの検査を行ないます。検診は子宮奥の粘膜の細胞を採取するので、多少痛みをともないますし、人によっては子宮の入口が狭く、検査ができない場合もあります。

子宮頸がんは性行為によって移るウイルスが原因なので、早期発見のためには少なくとも三〇代からは年一回の検査が必要。四〇歳を過ぎたら、生理不順や不正出血のある人は子宮体がんの検診も受けておくと安心です。同じ子宮がんでも頸がんと体がんは別物ですから、両方の検査が必要です。

生理でない出血、どんな病気が考えられる？

先に子宮体がんの症状として不正出血をあげましたが、性器出血はがんだけでなく、いろいろなことが原因で起こります。

たとえば、女性ホルモンのバランスのくずれ、無排卵、子宮内にできた良性のポリープ、また、子宮の内膜側にできる粘膜下筋腫では月経量が多くなったり月経痛が強かったりするとともに、不正出血があることもあります。最近、若い女性に増えている性感染症のひとつにクラミジア感染症がありますが、クラミジアが子宮の頚管に感染するとおりものが増え、出血したりします。さらに生理が遅れてきていつもと違って出血が少量のときは、妊娠との関連も考える必要があります。流産や子宮外妊娠もあり得ます。いずれにしても、不正出血があったら、まず気軽に婦人科医に相談してみましょう。

強い月経痛や出血量をともなう病気

最後に、月経痛がだんだんひどくなる病気についても触れておきます。

考えられる病気としては、子宮内膜症、子宮腺筋症、子宮筋腫などがあります。

子宮内膜症は子どものいない若い人に多く、子宮腺筋症は子どものいる人に多いといわれますが、もちろん未婚の人にも起こります。

月経の一日目は誰でも多少の腹痛はあるものですが、子宮内膜症では強い月経痛が数日間続きます。子宮腺筋症では、やはり長く続く月経痛があり、月経血の量が多くなって貧血になったりします。子宮筋腫のうち、子宮の内膜にできる粘膜下筋腫では月経痛も強くなりますし、月経血が多くてひどい貧血になってしまうことがあります。治療としては薬物療法や手術療法があります。

いずれにしても心配なことがあれば、早めに婦人科医に相談することをおすすめします。ご自分にあった治療法が見つかるはずです。

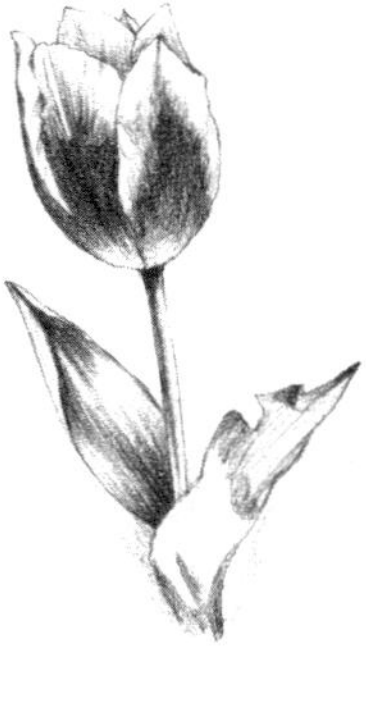

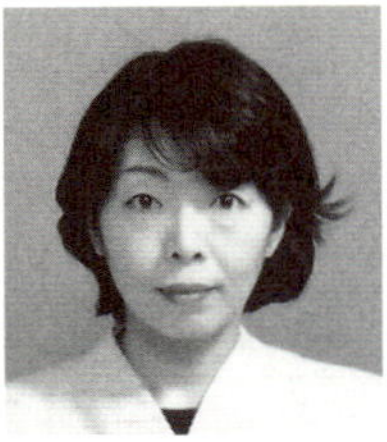

泌尿器科

巴 ひかる　東京女子医科大学附属第二病院・泌尿器科講師

女性に多い「尿もれ」や「膀胱炎」の悩み より快適な日常生活のためにも積極的に相談を

「尿もれ」は骨盤底の衰えが原因

四〇代以上の女性では、二人に一人は経験したことがあるといわれる尿もれ。でも、何となく恥ずかしくて相談できず、人知れず悩んでいる人も多いのではないでしょうか。

では、なぜ尿もれは起こるのでしょうか。

ひとことで尿もれといっても、いろいろなタイプのものがあり、女性の尿もれで圧倒的に多いのが「腹圧性尿失禁」といわれるものです。

女性の骨盤の中には膀胱や尿道、子宮などがありますが、それらが下がらないように支えているのが骨盤底です。「腹圧性尿失禁」はこの骨盤底を支える筋肉群がゆるんで、膀胱の出口部付近の膀胱頚部の位置が固定されないため、お腹に力が入ったときに尿道が十分に閉鎖せず、尿がもれてしまうのです。

筋肉群のゆるみの原因は、妊娠、分娩をはじめ、肥満、更年期による女性ホルモンの低下などが考えられます。また、筋肉は年を重ねるに従ってゆるむため、加齢の影響も無視することはできません。

はじめは咳やくしゃみをしたり、笑ったりしたときだけ微量の尿がもれてしまうという程度だったのが、その後、重いものを持ち上げようとしたときや走ったとき、そして歩くだけでももれるというように進行していくことがあります。どの程度の尿もれからどのような治療をするかは症状の度合いにもよりますが、何よりもその人の生活スタイルに合わせて治療を選択していくことが大切といえるでしょう。

「腹圧性尿失禁」の治療法

「腹圧性尿失禁」の治療には、骨盤底筋群を鍛えるための体操が効果的です。やり方は簡単。一分間に約一〇秒骨盤底の筋肉を締め（肛門、膣、尿道口を締め、陰部全体を引き上げる感じに）、その後数十秒は力を抜く。これを一セットとして一回一〇セットを朝晩などに分けて一日二〜三回ずつ繰り返します。最初のうちは仰向けの姿勢で行なうと無駄な力が入らず骨盤底がよく動きますが、慣れてきたら立っても座ってもできるようになります。

ただしこの骨盤底筋体操は症状が中等度以上の場合、尿もれの量や回数を減らすことはできても、完治させるのは難しいかもしれません。その場合には、手術療法をおすすめします。手術には「恥骨後式膣壁挙上術」「針式膀胱頚部挙上術」「筋膜スリング手術」「膀胱頚部コラーゲン注入療法」などさまざまな方法がありますが、最近行なわれるようになった非常に治療成績の高い方法として「TVT（Tension-free Vaginal Tape）手術」があります。

これはメッシュ状になったテープを膣側から中部尿道にハンモック状にあて、テープの先端を腹壁にとめることにより、尿道の過剰移動を防ぎ尿もれを防止する手術法です。この手術が優れているのは、局所麻酔で行なえ、一泊二日程度の入院で手術が可能だということと、手術創が膣と恥骨上の左右の皮膚に一センチずつと小さいため、術後の痛みが少ないこと。また成功率が高く（術後の）再発率も低いため、長期に尿もれを防ぐことができる点です。

また、骨盤底筋体操や手術療法のほかにも、シリコンゴムでできた膀胱頚部支持器を膣内に挿入し、自分で毎日着脱する方法や、膀胱の筋肉を弛緩させる働きがある「交感神経刺激薬」や、女性ホルモン補充のための「エストロゲン製剤」を使う薬物治療などもあります。

細菌の感染が引き起こす膀胱炎

尿もれのほか、膀胱炎も女性に多い病気です。

膀胱炎とは、細菌の感染によって膀胱の内側の粘膜が炎症を起こしている状態をいい、排尿痛や頻尿、膿尿が三大症状といわれています。

膀胱炎になる原因は多くの場合、生活習慣の中にあります。膀胱は普段は無菌状態です。しかし疲れや冷えから免疫力が低下したり、水分をあまりとらずに長時間排尿を我慢すると、膀胱内に侵入した菌がその間に大量に増殖し、感染しやすくなるのです。原因となる菌の八割は大腸菌。男性に比べて女性に膀胱炎が多いのは、女性の方が尿道が短く、大腸菌が膀胱に侵入しやすいためだと考えられています。

ですから、女性の場合は特に外陰部を清潔にしておくことが大切。排便後にお尻を拭くときは前から後ろに向かって拭くようにするなど、なるべく大腸菌を尿道口に運ばないようにしましょう。また、セックスの後や生理中、便秘や下痢のときは感染のチャンスが増えるので注意が必要です。

治療には、水分をたっぷりとって排尿し、膀胱内に増殖した菌を洗い流すようにすることが効果的です。また、抗菌薬を一週間ほど飲めば、たいていの場合は治ります。ただし、症状が治ったからといって、自分勝手に薬の服用を止めるのは禁物です。薬によって一時的に菌の数が減っただけで、すぐに再発する恐れもありますので、くれぐれも医師の指示に従って治療を進めて欲しいものです。

快適な生活のために

尿もれも膀胱炎も、生死に関わる病気ではありません。けれども、放っておいたのでは治りません。また、症状があることによって不快な思いをしたり、外出が億劫になるなど、行動が制限されるのはつまらないことです。どちらも適切な治療を行なえば、確実に治まる症状です。快適な日常生活を取り戻すためにも、積極的に専門医に相談することをおすすめします。

心療内科

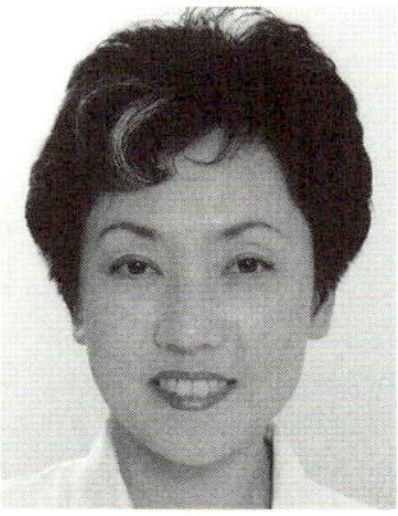

姫野友美

医学博士／姫野病院・副院長
テーオーシービル診療所

病気はストップサイン
体がSOSを出しているときは心もSOSを出しています

思春期、就職、結婚、子育て、更年期、老年期――、女性には生涯を通じて悩みが尽きないもの。心療内科ではそうした悩みやストレスが原因で身体症状が出ている人を対象に、心と体の両面から治療を行なっていきます。

優秀さがあだになる思春期の摂食障害

まず思春期に多いのが摂食障害。ただしこれは最近年代が広がりつつあり、子どもを産んだ二〇代後半の方などにも増えています。

摂食障害になる子どもの特徴は、とにかく優秀でいい子だということ。学校では勉強も運動もできて、反抗期もなく親の手をわずらわせない。もうひとつの特徴はその家庭環境において父親の存在が薄く、母親が娘に自分の夢を託したり、慰め役を求めたりして支配的であることです。普通は期待をかけられても「私はお母さんの言う通りにはならないわよ」と母親の価値観を捨てて、独自の行動をするのですが、優秀なだけに何とか期待通りにやろうとしてしまうのです。

そうした子どもは早期自立を迫られ依存欲求が満たされないまま成長します。ですから、挫折したときに、その現実が自分の力で乗り越えられないと「依存したい→大人になりたくない」という幼児がえりの欲求が起こり、拒食をして痩せて小さくなって子どもという安全な世界に戻っていくのです。

子どもというのはどこかで必ず親の手をわずらわせるもの。わがままを言ったり親に反抗することは、大人になるために必要なことなのですから。

三年目のOLを襲う憂鬱

そしてOL三年目に多いのが、会社での人間関係や将来への漠然とした不安感、身体的ストレスなどからくる自立神経失調症です。

症状としては頭痛やめまい、動悸、肩こり、食欲不振など。ひどくなると朝起きられず、会社に行けなくなることもあります。

社会人一年目は仕事を覚えるので精一杯、二年目は後輩に仕事を教えることが必要になって忙しく、余裕が出てくるのが三年目です。与えられた課題をこなせば結果が返ってきた学生時代とは違って、会社の仕事というのは失敗に対してはペナルティがある反面、きちんとこなすのは当り前。達成感を得ることが難しい中で「このまま仕事を続けるべきか」「結婚しようか」などと心に不安と迷いが生じるのです。

針が触れ合わない程度のお母さん同士のお付き合い

それから子どもをもつ主婦に多いのが、お母さん同士のお付き合いの問題。

子どもを介した母親同士の関係というのは、ある程度距離を保たなければ傷つけあってしまいがち。だからといって付き合わないと、子どもの遊び相手がいなくなってしまう……そうした状況でのストレスが身体状況に表われるのです。これを針が触れ合わない程度に離れて付き合うということから「ヤマアラシ症候群」といいます。

女性は一般的に「和をもって尊し」とするもの。無意識に、平和を保とうとコミュニケーションをはかったり、本心を隠したりするのですが、そのことで逆にストレスを抱えてしまう場合も多々あります。

第二の青春期に自分の人生を見直して……

さらに、四〇代後半から六〇歳くらいまでの中年期の女性の相談も多くあります。子どもが巣立ち、生活も安定してくるこの時期は、自分をもう一度見直す第二の青春期といわれます。

自分が目指してきた人生がとりあえず一段落したときに、新しい目標やこれからの生き方を見い出すことができないと「空の巣症候群」や「荷おろしうつ病」といった状態に陥り、ちょうど更年期も重なって、いつもだるく、何に対しても無気力になってしまうのです。

またこの時期は同時に、夫婦関係が試されるときでもあります。仕事や子育てに忙しい二〇代、三〇代にどういう関係を築いてきたかによって、二人になって向きあったとき、一緒にいる意味を感じられるかどうかが決まります。それまで、まったく別の人生を歩んできてしまっていると、「生きられなかったもう一人の自分を取り戻したい」と思うようになり、不倫に走ったり、熟年離婚という結果にもなりかねません。

心と体のSOSに耳を傾けて

今の女性は人生の選択肢が増えて自由になった反面、悩みが増えたともいえます。何かを選択するということは自分の価値観が問われることですから、悩みは深いわけです。でもそれは程度に差があるだけで誰もが同じように抱えていること。時には「ま、いいか」という気持ちも大切にしながら、心と体の声に耳を傾けてみて下さい。

体がSOSを出しているときは心もSOSを出しているときですので、体調が思わしくないときは、早めに専門医に相談しましょう。ちなみに主な症状が身体症状にあるときは心療内科、憂鬱やイライラなど精神的なものにあるときは精神科が最適です。

夫婦関係が悪い両親をもつ子どもが、頻繁に熱を出したりぜんそくの発作をおこしたりすることがありますが、子どもというのは無意識に家庭を丸くおさめようとするものなのです。良い親子関係、夫婦関係からなる家庭は、人の精神的成熟の基盤となります。核家族、ひとりっ子が多くなり、ただでさえ家庭でのコミュニケーションが希薄になってきている昨今です。せめて週一回でも二回でも、食卓でのコミュニケーションを心がけてみてはいかがでしょう。
「愛は口から入る」といいますから。

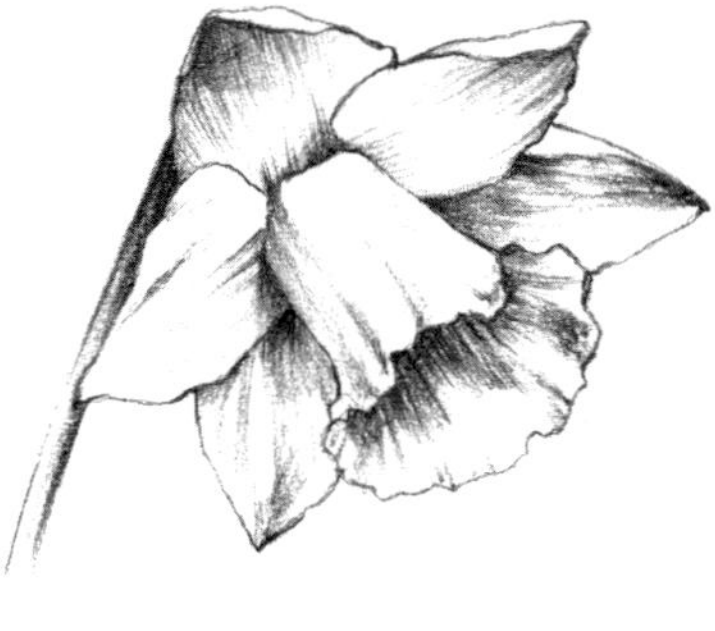

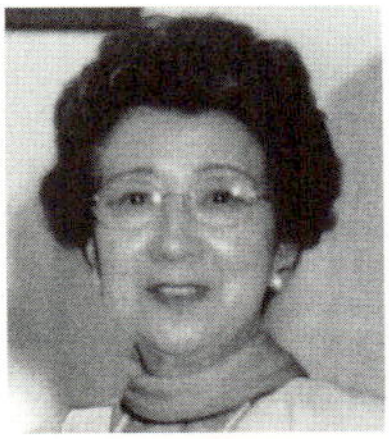

皮膚科

堀内敏子

医学博士／銀座皮膚科クリニック・院長

「皮膚は内臓の鑑《かがみ》」です
内側から健康になることが美しさへの近道です

氾濫する化粧品とその情報

「キレイでありたい」と願う女性にとって、肌の健康は気になるところ。でも、美しくなるために行ったエステや高いお金を払って買った化粧品によって、かえってトラブルを抱えてしまった方の相談が後を絶ちません。ここではそうした、女性に多い化粧品やエステのトラブルについて少しふれたいと思います。

最近は、国内メーカーのものはもちろん、海外からも多種多様な化粧品が入ってきて、デパートなどに行くと種類の多さに目移りしてしまうほど。テレビや雑誌では芸能人やモデルを使った派手な広告が目をひき、化粧品についての情報が溢れています。

ヨーロッパなどでは、母親が娘に化粧品選びを含めたスキンケアを教える習慣があるようですが、日本ではほとんどそうしたことがないのが現実。氾濫する情報の中で、さまざまな化粧品を手当たりしだいに使い、せっかくの肌にトラブルを起こしてしまっている若い女性も少なくありません。

自分に合うものをしっかりと選ぶことが美しさへの第一歩

では、いったいどのような化粧品を選べばいいのでしょうか?

化粧品選びの基本は「肌が気持ちいいもの」を選ぶということ。肌につけたとき変にスッとしたり、ヒリッとしたり、かゆくなったりするようなものはダメ。そうした違和感を感じても、「最初の一週間は違和感があるかもしれません」という注意書きがあったり、値の張る化粧品を途中で捨ててしまうのはもったいないといった思いから、なかなか使うのをやめられない人が多いようです。

昔は化粧品のトラブルというと、顔が腫れ上がるような分かりやすい症状が多かったものでした。でも最近は化粧品の質が全体的にレベルアップして、少し使用したくらいではトラブルの症状もわずかです。ですから逆に、「もしかしておかしいかな?」と思いながらも使い続け、結果的に症状がひどくなるケースも多いのです。

とにかく少しでも「おかしいな」と思ったら、すぐに使用をストップして下さい。できれば購入する前に試供品をもらって、二の腕の内側など、皮膚のやわらかい部分に塗って確かめるのが一番です。そうすれば無駄なお金を使う必要もありませんから。

また化粧品は、化粧水や乳液、口紅、ファンデーションなどがシリーズになっていることが多いと思いますが、たとえばその中の化粧水が良いからといって、ほかのものもすべて良いかというと、そうではありません。いくつものアイテムをまとめ買いしてしまうと、肌にトラブルが発生したとき、原因がどれにあるのかが分かりません。何よりも、一つひとつ手順をふんで、自分に合うものかどうかを確認することが必要です。

それは、エステについても同じこと。中にはよく勉強していて、肌の状態を見て「これは病院に行ったほうがいいですよ」ときちんとしたアドバイスをしてくれるところもありますが、本来は皮膚科に行かなければならないような状態の肌を治せると判断して、さまざまに手を施し、かえってトラブルが深くなってしまっていることが多々あります。リラックスやリフレッシュのためにエステを利用するのは悪くないと思いますが、エステは決して、トラブルを抱えた肌を治療するところではありません。少しでも肌が「気持ちよくないな」と感じたら、やめる勇気をもちましょう。

いずれにしても、化粧品もエステも、情報に流されず「本当に自分に合っているか」をきちんと確かめながら「選ぶ」ことを心がけて欲しいものです。

皮膚のトラブルは内臓や心の危険信号

「皮膚は内臓の鑑である」という言葉があるように、皮膚の状態と内臓には深い関係があります。

診察の際、中には患者さんの方をきちんと向くことすらしない医師もいるようですが、昔から、名医は問診や触診を行なう前に顔色や皮膚の状態を見るといわれます。

皮膚と内臓は一見、まったく別ものののように思えるかもしれませんが、もともと皮膚と内臓の一部は、受精卵のときには「外胚葉」という同じ部分だったところ。たとえば胃腸など消化器官は、口唇口腔の粘膜と続いて、ひとつながりなのです。ですから肌のトラブルの原因を探っていくと、実は内臓に疾患があったということもよくあります。

また、心の働きと深く関わりのある脳神経、また内分泌（ホルモン）をつかさどる脳下垂体も同じく外胚葉から分化した器官です。仕事や人間関係などでストレスを抱えているとき、それと連動して肌のコンディションが悪くなる女性は多いはず。最近、男性だけでなく女性にも薄毛で悩む人が増えていますが、その原因のひとつはストレスによる頭皮のトラブルにあるのです。

皮膚疾患の治療の際、対症療法として塗り薬や飲み薬を出すだけでは、完治しないことがよくあります。最近、大人にも増えているアトピー性皮膚炎なども、外用剤や痒み止めの内服といった対症治療だけでなく、生活習慣も含めた全身的な治療が必要です。そのためどんな疾患でも、患者さんとよくお話をして、きちんと原因を確かめ、食事や睡眠、スキンケアの指導を含めたきめ細かな治療を行なうことが大切だと思います。

また、肌を美しく保つには、正しい生活習慣と精神の安定が欠かせません。もしトラブルを抱えてしまったときには、迷わず専門医の力を借りるようにして下さい。外からいろいろなものをつけて手っ取り早くキレイになろうとするのではなく、内側から健康になることが、美しさへの一番の近道です。

第3章
「女性専用外来」「性差医療」に取り組み始めた医療機関

新しい「女性医療」への試みが、全国で始まっています。
女性がためらわず受診できるように配慮された
「女性専用外来」をはじめ、
2002年にスタートした国立成育医療センターの
概要などを紹介します。

女性のための生涯医療センター「V・i・V・i」

働く女性の増加や生活スタイルの多様化、高齢社会の到来など、女性を取り巻く環境が大きく変わりつつあります。そんな中、女性が健やかで生き生きと働き暮らせるように、心と体の健康をトータルにサポートしたい、こんな女性医師たちの視点から「V・i・V・i」は生まれたといいます。

ライフステージに合わせた総合ヘルスケア

〇一年一一月にオープンした女性のための生涯医療センター「V・i・V・i」(東京・市ヶ谷)は、コンセプトの斬新さとスタッフや施設の充実ぶりで、マスコミでも大きく取り上げられました。

思春期から中高年まで、生涯にわたって女性の健康をサポートすることを目的に生まれた「V・i・V・i」を運営するのは、健康事業総合財団東京顕微鏡院です。一八九一年(明治二四)に細菌学者の遠山椿吉博士が東京顕微鏡検査所を開設して以来、日本の近代医療に関わり続けてきた同財団は、〇一年一二月に創立一一〇周年を記念して、シンポジウム「21世紀の女性と性(ジェンダー)と健康」を主催しました。(朝日新聞社後援)

アメリカでは、一九八〇年代から官民あげて女性医療に取り組んでいますが、その先駆者の一人でコロンビア大学教授のマリアンヌ・レガ

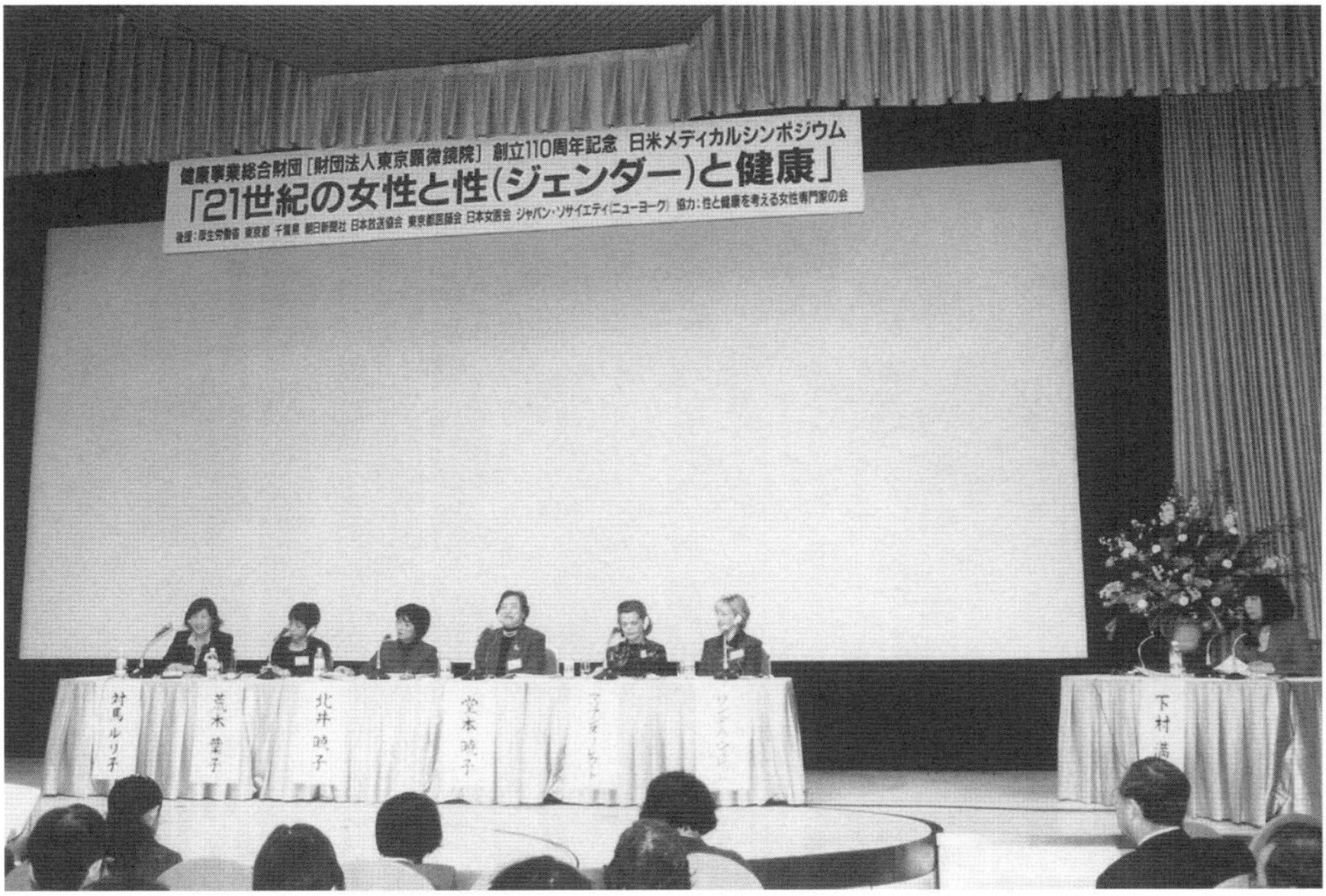

シンポジウム「21世紀の女性と性（ジェンダー）と健康」

トさんがこのシンポジウムのパネリストとして招聘され、基調講演の中で次のように語っています。

「ケアというものは、往々にして専門の違う複数の医師の間をたらい回しにされがちです。女性が『おなかが痛い』と緊急治療にくると、まず外科医がやってくる。手術が必要ないと判断すると、内科医または婦人科医がやってくる。それでもだめだったら精神科医がやってきます。そして患者は『こうしなさい』と指示されるだけで、質問をすることさえ許されませんでした」（朝日新聞・〇一年一二月二六日より）

医療が近代化、専門化する中で、患者を「診る」ことがいかに細分化されているかを指摘していますが、この構図は日本でもまったく同じといっていいでしょう。

こうした医療のありかたに対し欧米では、一九八〇年代になると女性たちから、さまざまな問題提起が行なわれ、女性医療改善の動きが急速に高まっていきました。

女性医療に取り組んでみて、あらためて女性に配慮した医療の重要性とそのニーズの大きさを感じたというレガトさんは、女性医療の目指す方向性についてはこのように語りました。

「女性の健康ケアにおける我々の目標は何でしょう。現在、女性の健康に大変関心が集まっており、『性差に基づく医療』と呼ばれる新しい学術分野が生まれています。機能が正常であっても男女差がある。病気が同じだったとしても男女で違うということを、広めています。

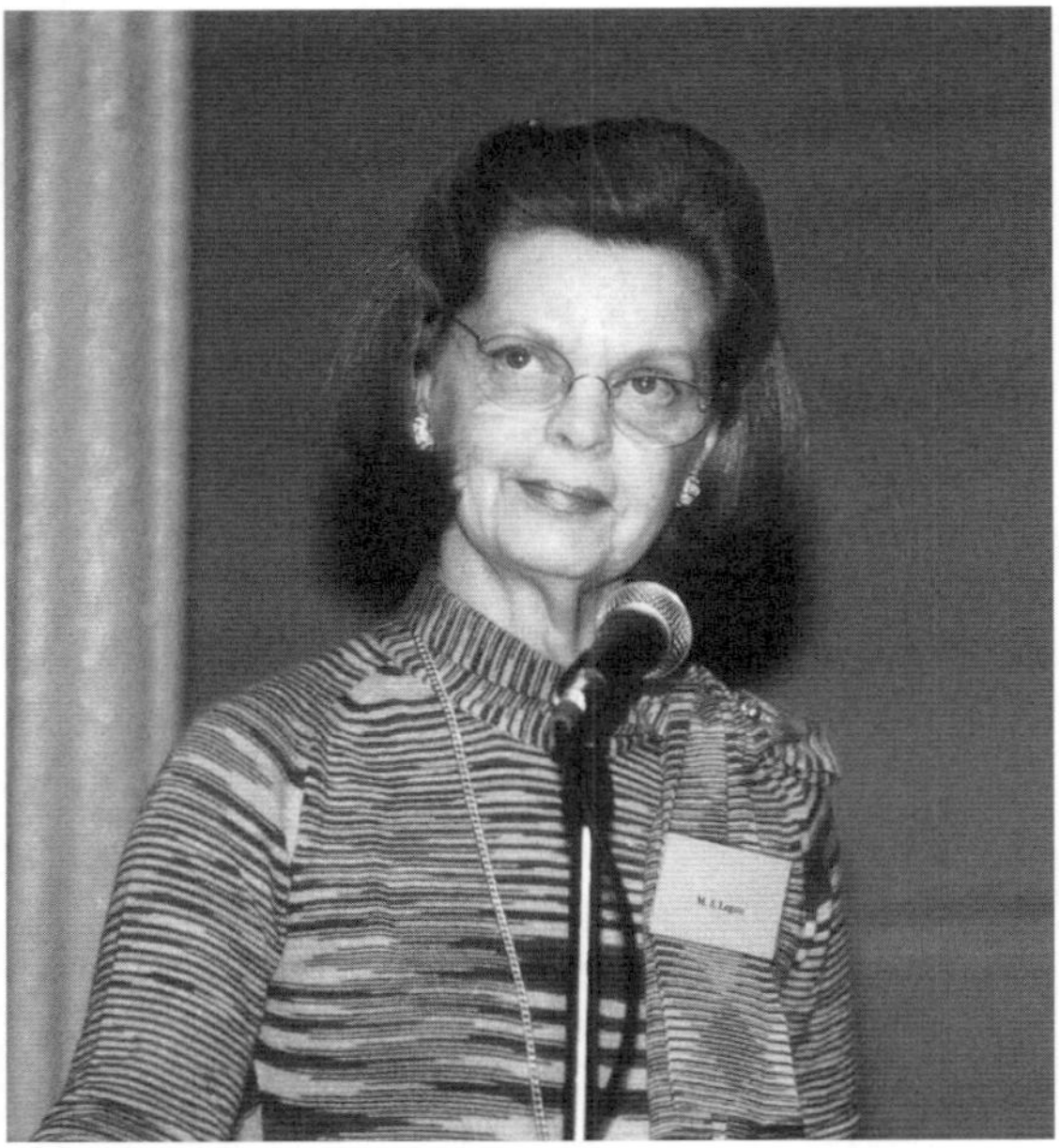
シンポジウムで講演するマリアンヌ・レガトさん

男性と女性の違いを意識することによって、健康ケアに関するモデルを改善することができます。女性について新しい知識が蓄積され、男性との違いについてのデータが増えれば、男女双方のケアが向上できる。この新しい学術分野を、一時的な関心に終わらせてはいけません」(同)

アメリカでは、〇一年現在、女性医療施設が一〇〇〇カ所を超えていますが、日本では今各地の総合病院の一部が女性専用外来を設置し始めた段階です。

女性のためのオーダーメイド医療

日本における女性医療のモデルともいえる「V・i・V・i」は、東京・市ヶ谷駅に近い瀟洒なビルの八階にあります。エレベーターを降りると、入り口の壁には白いエンジェルのレリーフが施され、中のインテリアも優しい色で統一され、病院というよりホテルといった雰囲気。ゆった

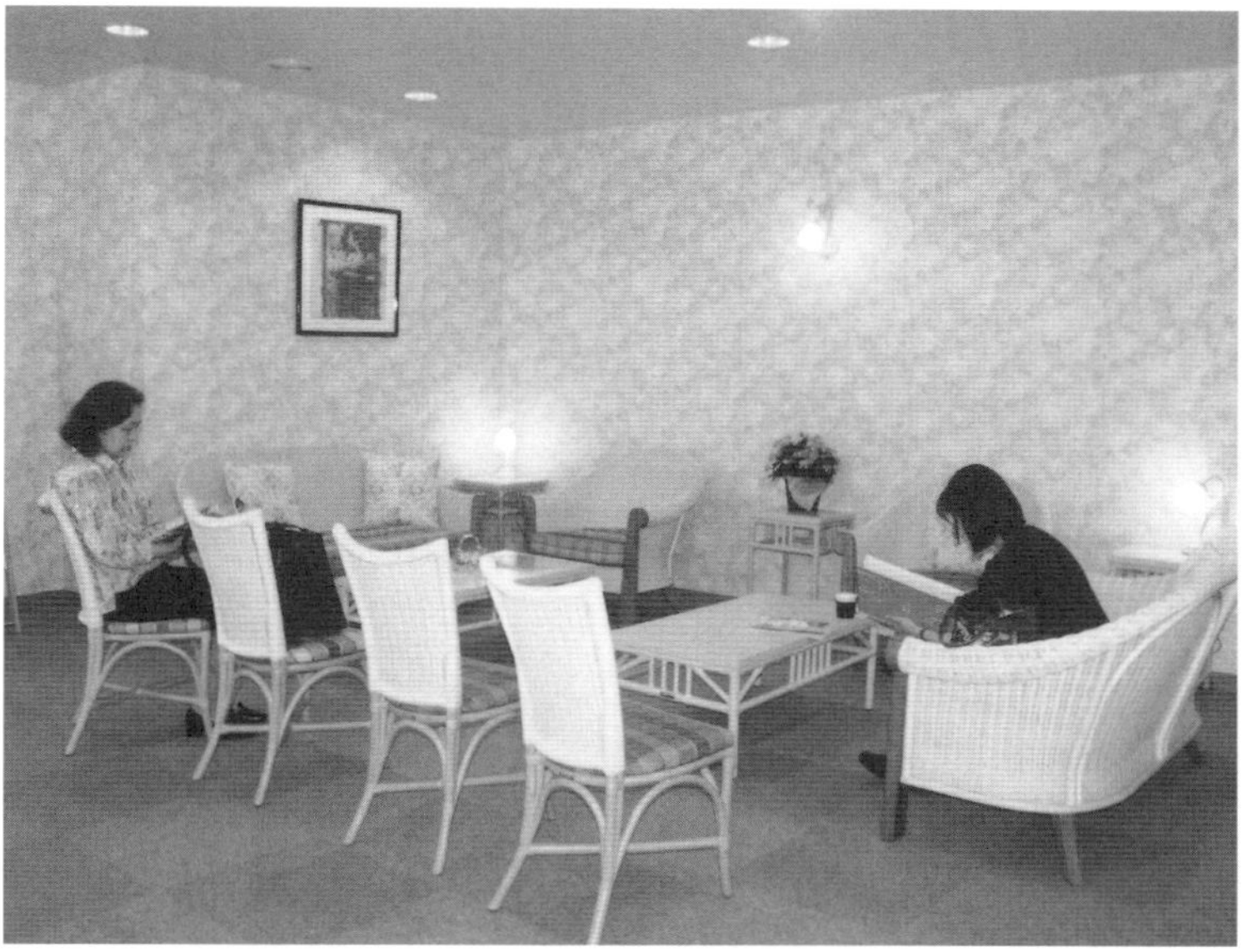
まるでリビングのような落ち着いた雰囲気の待合室

りとしたソファに腰掛けると、窓際からは緑のガーデンを眺めることができ、気持ちをリラックスさせてくれます。施設としては、診察室三室、カウンセリングルーム、内診・処置室、回復室、婦人科乳腺検査室、シャワー室などを備え、スタッフは各科（産婦人科、内科、乳腺科、精神科、心療内科、泌尿器科、皮膚科）の専門医とカウンセラー、セラピスト、看護師、助産

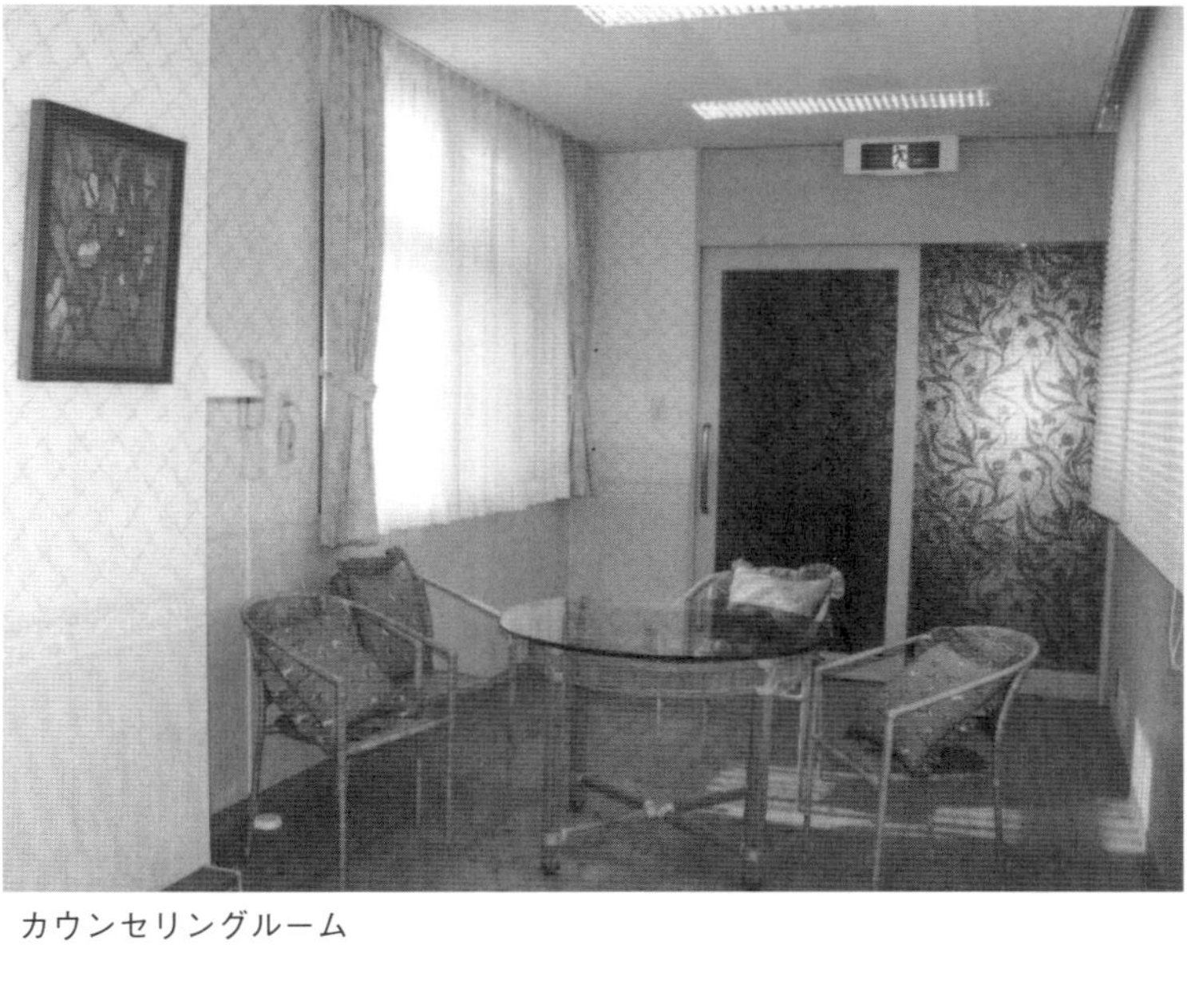
カウンセリングルーム

師、コーディネーターによって構成されており、全員女性です。

オーダーメイドの医療を目指しているという「V・i・V・i」。そのシステムを紹介しましょう。

何か心身に不安があったり、気になる症状がある場合、まず予約の申し込みをします。この段階で何科にかかるかといったことを考える必要はなく、常に窓口はひとつ。

初めて訪ねたときは、問診で生活スタイルや家族構成、気になる症状、精神面など比較的細部にわたって答え、その後その問診をもとに、一五~二〇分かけて総合カウンセリングが行なわれます。このカウンセリングが大切なポイントで、どのような症状が気になるのか、何が原因として考えられるのか、また今後どのようなケアを望んでいるのかといったことを医師が丁寧に聞いてくれます。

患者さんには、医師が一方的に診て指示を出すのではなく、自分のことをしっかり聞いてほしいという願望があります。そういう観点でも「V・i・V・i」ではこのカウンセリングを重要視し

「ViVi」の基本的な診療の流れ

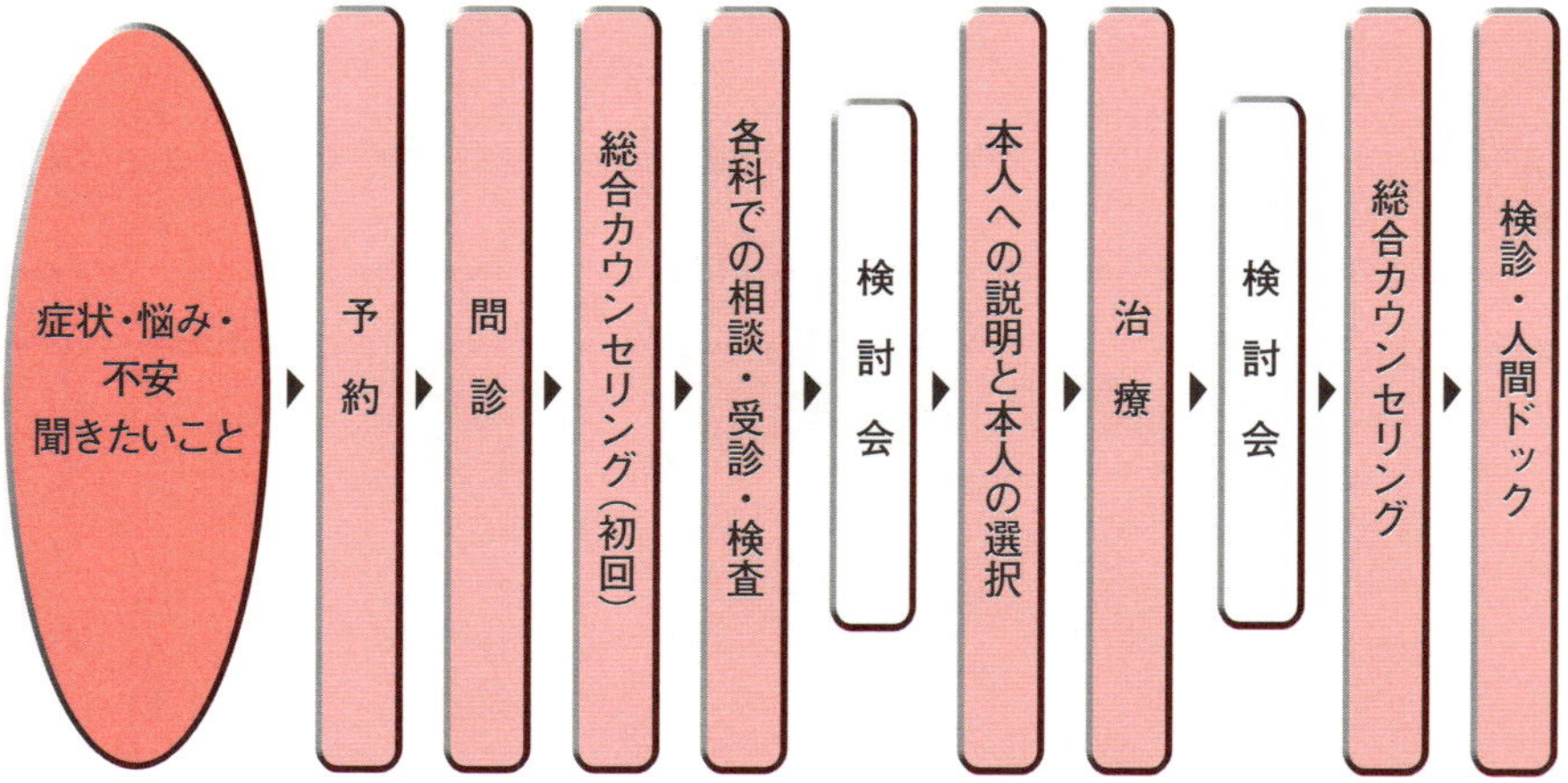

ているといいます。カウンセリングは一五分で五〇〇〇円程度の実費負担となりますが、その後の診療は原則的に保険診療で行なわれます。

　このカウンセリングの様子はカルテに記録され、その患者さんは何科を受診すればいいか、あるいは何科と何科が必要であるというように判断されます。その上でそれぞれの科で相談、受診、検査が行なわれ、その結果を医師同士が検討し合います。その後、治療方針が固まった段階で患者本人に説明され、患者さん自身の選択によって治療が行なわれるという仕組みです。治療の経過や新しい課題などについては、各科の医師によって検討され、治療方針が決まります。また症状や病態によっては他の医療機関との連携による治療や入院医療も行なわれるといいます。

◆診療内容
思春期から中高年までの女性の身体的・精神的相談・診療・各種検診
産婦人科・内科・泌尿器科・乳腺科・心療内科がある

◆診療日時
月～金9～12時・13時30分～16時30分
第2・4土9～12時・13～14時
※完全予約制／各先生のスケジュールなどは要問い合わせ

◆所在地
東京都千代田区九段南4-7-15健和ビル8F
tel.03-5210-3492

◆交通
JR総武線、地下鉄新宿線・有楽町線・南北線市ヶ谷駅より徒歩3分

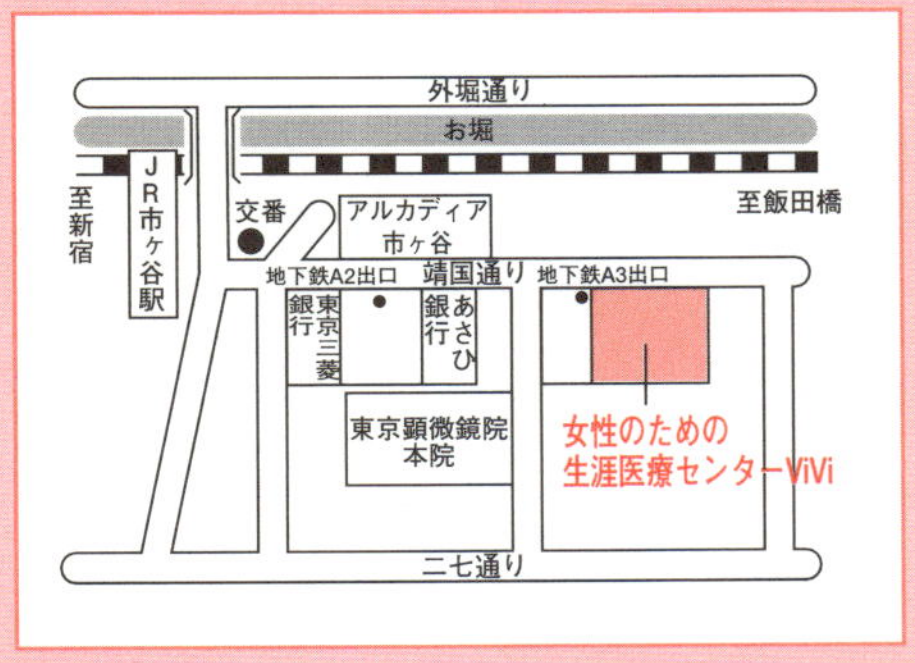

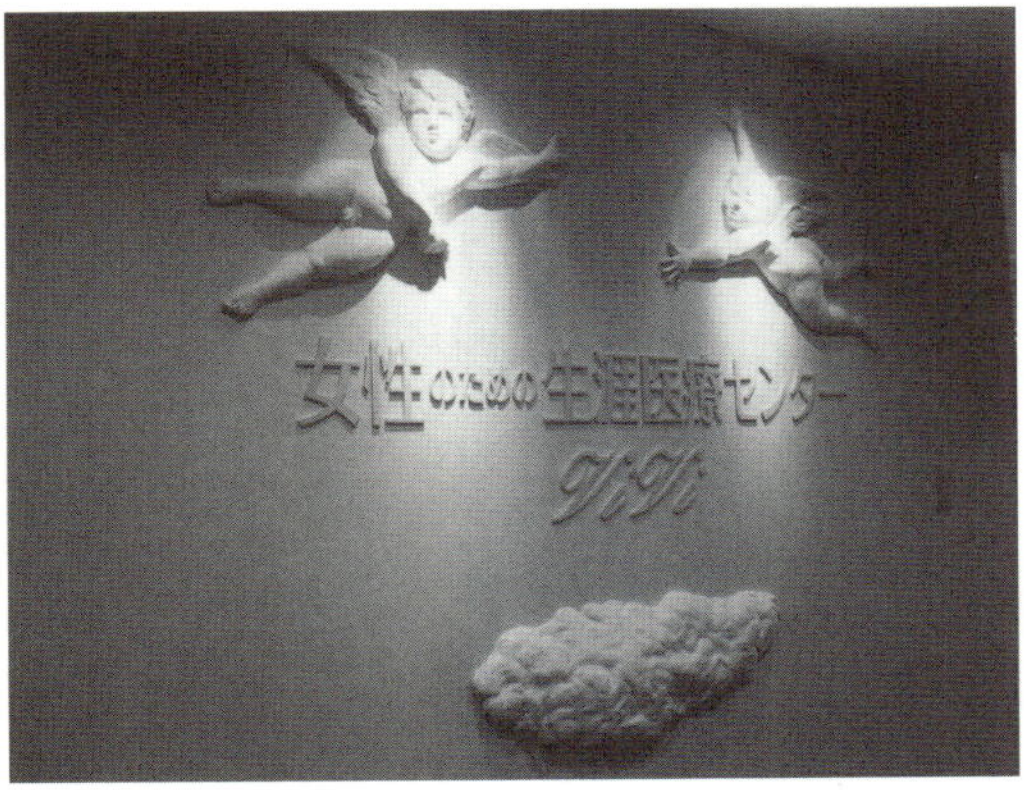

東京女子医科大学附属「女性生涯健康センター」

出産や育児、思春期の子どもを抱えての悩み、職場や家庭の人間関係、更年期障害、各種の老化現象による症状など、女性の一生には自分や家族の健康の悩みが尽きません。「女性生涯健康センター」ではそうした悩みを抱える女性の相談を受け、専門家が適切な助言と情報提供を行なっています。

社会の要となる女性を健康に

女性を元気にすれば家庭にも社会にも活気が出るのでは？　そんな考えから東京女子医大では、附属施設「女性生涯健康センター」を開設しました。

九八年にスタートした当初は産婦人科を中心とした検診や相談の部門でしたが、一〇以上の附属医療機関と数千人という医師のネットワークを有する大学病院としての機能を有効に活用するため、予防医学的な相談を充実させたいという趣旨で〇〇年四月に再スタート。会員制で、東京女子医大の医師による医療・保健相談、健康維持と病気の予防を目的としたセミナーや講座を主催しています。

再スタートから約二年を経た〇二年四月現在、会員は約一〇〇〇名を数えます。年齢は二〇代～八〇代と幅広く、予約制で行なわれる相談内容も「どの科を受診すればいいか分からない」と

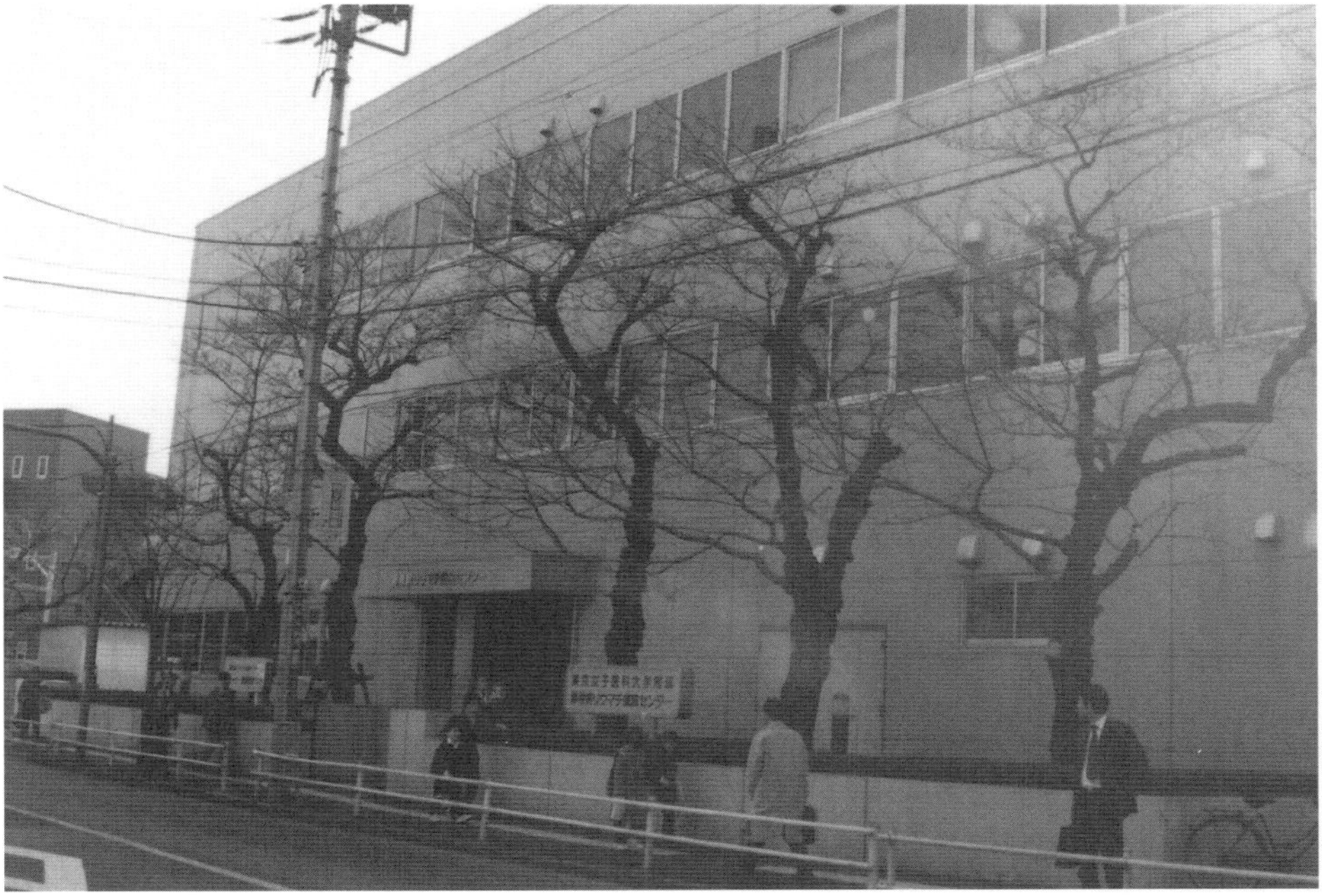

いったことをはじめ、他病院で受けている治療に対するセカンド・オピニオンを求めて、また介護や嫁姑関係についてなど多岐にわたります。そのため主に初回の対応と専門医の分担を決めるセンターの顧問、竹宮敏子先生は、

「担当する医師は医師としてだけでなく、人生経験も豊富でなければ」

と話します。スタッフである二三名の医師はいずれもベテラン揃い。内科・神経内科・外科・脳外科・産婦人科・泌尿器科・精神科・皮膚科・眼科・耳鼻咽喉科など、医療分野のほとんどすべての科を網羅しています。

的確な情報提供による問題解決を目指して

一回の相談にかける時間は三〇分から一時間。場合によっては五分で終わることもあるそうですが、ストレスが症状の悪化に関与していることが多い更年期障害の人や、介護問題を抱え、相談相手がいないことで悩みを深くしている人、医師の説明不足から病気への不安を増幅させて

いる人なども多く、「じっくり話を聞くことが大切」だといい、

「私たちの役目は、まずその人の悩みを整理すること。それからその悩みを解決するために必要な情報やアドバイスを提供して方向指示を出すことです」

と語ります。

センターが行なうのはあくまでも保健相談と健康教育で、治療ではありません。しかし普通の人にはちまたに溢れる多くの保健関連情報の中から自分にとって必要なものをピックアップするのは難しいもの。治療のための適切な科や医師、医療機関、東洋医学やリラクセーション方法、出版物、時には健康食品や介護用品などの紹介をすることで、問題を解決へと導きます。

的確な情報提供のためにも、センターにとって情報の収集は欠かせない役割のひとつ。竹宮先生は論文などにも小まめに目を通し、何科のどの先生がどのような分野に力を入れているかといった情報の収集に努めているそうです。

「女子医大で働く医師やスタッフも、もっと病院内のさまざまな機能を知るべきだと思っています。今後は医師やスタッフに向けての勉強会なども開いて、このセンターを情報交換の場としても機能させていければと考えています」

健康なうちから利用できる相談窓口として

会員の中には、年に数回開かれるセミナーや講演会、健康講座などに積極的に参加し、健康大学のように利用している人もいるそうです。ちなみに〇一年のセミナーは『旅行医学』『スキンケア』『狂牛病の予防』などのテーマで開催されました。会員からのテーマの希望も受け付けています。

「このセンターは治療を行なうところではないので、セカンド・オピニオンとして上手に利用するなど、不安の解消や病気の予防のために気軽に利用していただければと思います」

と竹宮先生も話すように、病院にかかるのがためらわれるような軽い不調のとき、さらには健康なうちから利用できることも、センターの

大きな特徴といえるでしょう。

費用は入会金五万円、年会費一万円。相談は年三回までは無料で、四回目以降は一回につき五〇〇〇円です。また、実際に利用してみないと分からないという方を対象にした一回五〇〇〇円のビジター料金も設定されています。

なお最近、会員である母親の娘から思春期特有の悩みについての相談が増えたこともあり、〇二年四月からは中高生を準会員として受け入れています。

「摂食障害や性の問題など、親に相談しづらい悩みを相談できる場所になれば…」

というのが、田中所長をはじめとする企画委員会の趣旨だと、竹宮先生は語ります。

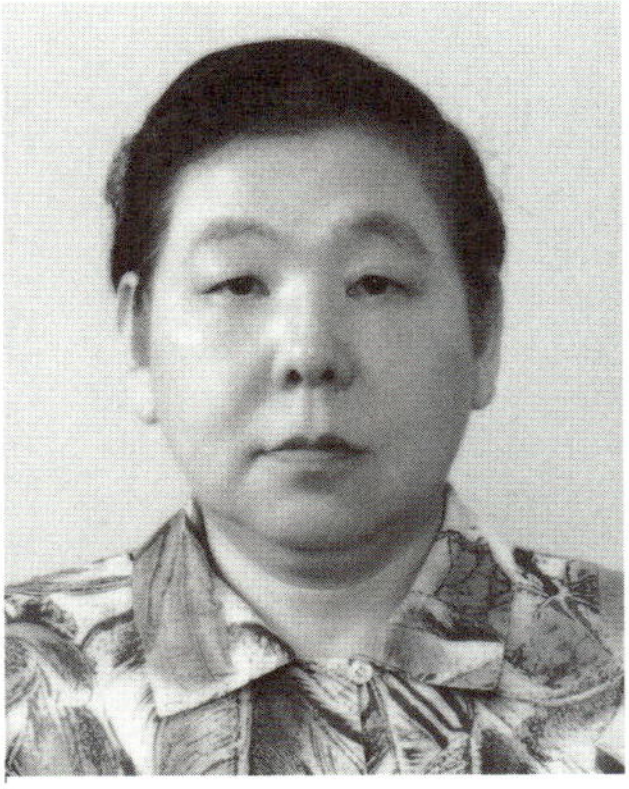

センターの顧問を務める
竹宮敏子先生

◆**内容**

・女性が抱える心身の悩みの医療・保健相談（家族についての相談も可能）

・健康管理と病気予防のためのセミナーや公開講座

◆**問い合わせ時間**

月～金10～12時・13～15時

※保健相談は完全予約制

◆**所在地**

東京都新宿区河田町10-22

膠原病リウマチ痛風センター2F

tel.03-3353-8111（内線34261）

◆**交通**

地下鉄大江戸線若松河田駅より徒歩2分またはJR新宿駅西口小田急ハルク前より東京女子医大行きバス終点下車

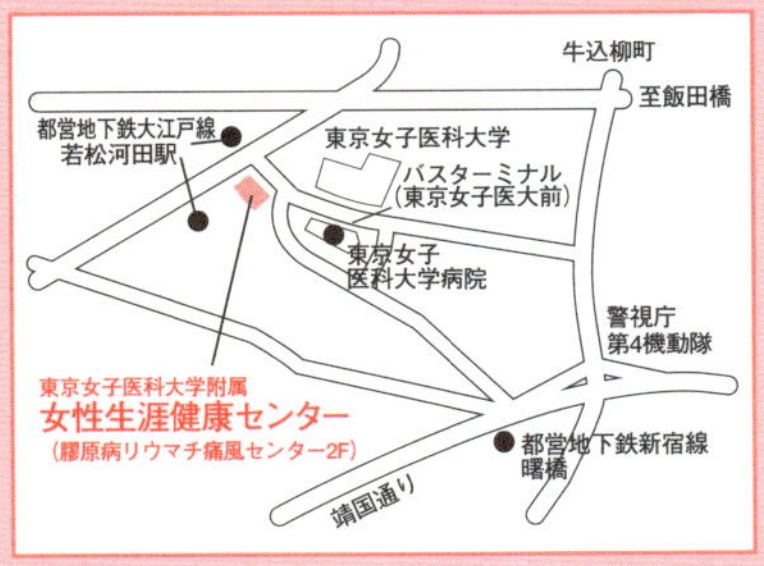

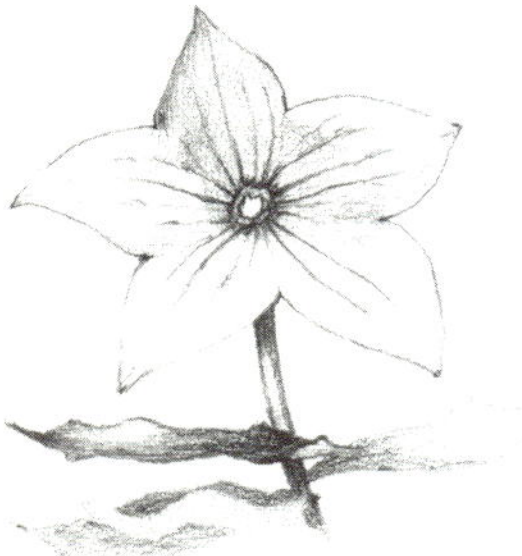

東京都予防医学協会　保健会館「グリーンルーム」

子宮がんと乳がん検診のための健康診断室「グリーンルーム」は、女性が心地よく、すすんで検診を受けられる環境づくりを目的に開設されました。

東京都予防医学協会では、地域や職域、学校などで、健康診断をはじめとする予防医学活動を続け、実績をあげてきました。

六八年からは国に先駆けて子宮がん検診を実施。〇一年三月には延べ受診者数が五二六万人を超え、その中から約一万一〇〇〇人のがんを発見するなど、東京産婦人科医会と協力して女性の健康管理にも力を入れています。

快適な受診環境を整えて

東京・市ヶ谷の同協会、保健会館に開設された「グリールーム」は、子宮がんと乳がんの検査ができる女性専用の健康診断室です。

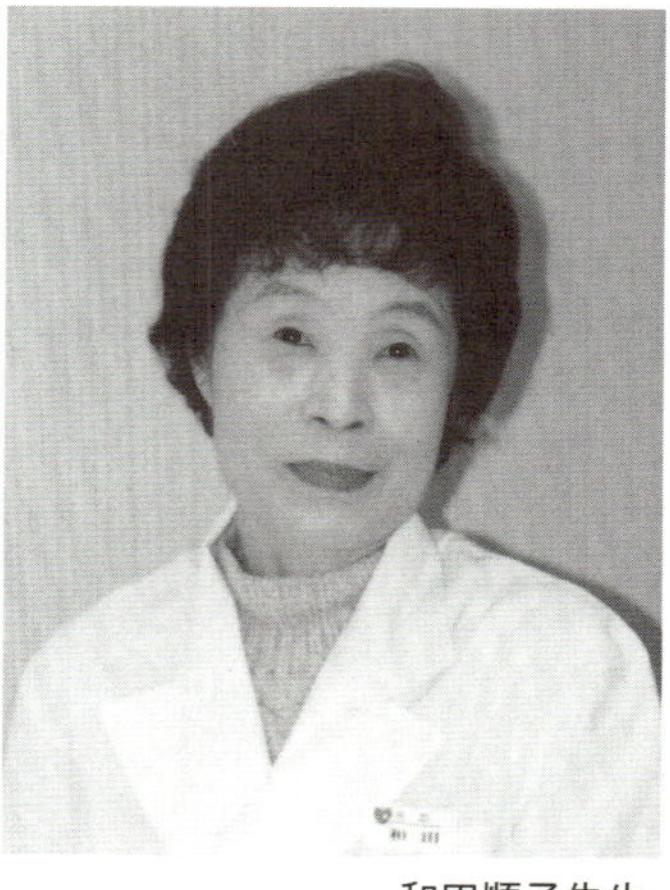

和田順子先生

従来は男女ともに会館の同じ階ですべての健康診断を行なっていましたが、女性特有の病気に関しては男性が近くにいることに抵抗のある女性も多かったため、〇一年一二月、一般の健診

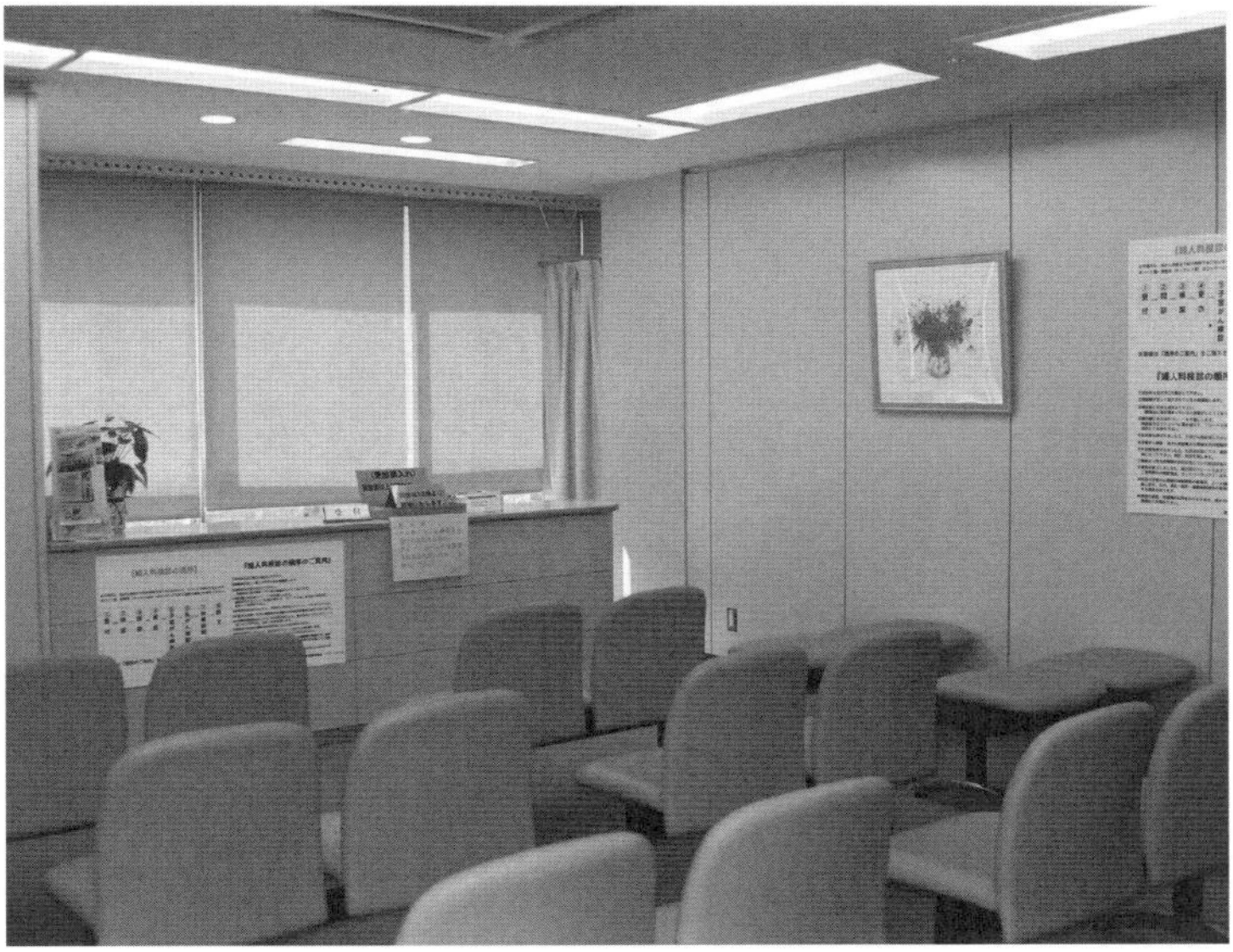

待合室

施設とは独立したかたちで別の階に開かれました。

一八〇平方メートルというゆったりとした「グリーンルーム」にはじゅうたんが敷かれ、明るく清潔な雰囲気。待合室には女性誌なども置かれ、受診者がリラックスし、検査室の中の声が聞こえないように音楽が流れています。また検査室は一つひとつしっかりと区切られ、他の受診者と顔を合わせなくても済むような配慮もされています。

グリーンルームの検診を担当する医師の一人、保健会館クリニックの婦人科部長、和田順子先生は次のように話します。

「検診台の上のカーテン、これは受診者のお腹の上に位置するものですが、これが本当に必要かどうかなど、受診される方が快適に検査を受けられるようにできるだけご希望に沿うようにしています。ここは主に治療ではなく、病気の早期発見を目的とした施設なので、病人でない受診者が多いのが特徴です。実際に病気で自覚症状がある方は病院の美しさやスタッフの対応の良し悪しなどはそれほど気にならないかもしれませんが、ここにいらっしゃる方はそうではないので、なおさら『恥ずかしい』という気持ちが強かったり、いろいろなことが気になるのではないでしょうか」

より多くの女性にすすんで受診して欲しい…

グリーンルームの受診者は二〇代前半と四〇代～六〇代の方が多いそうですが、長年、婦人科がんの早期発見に力を注ぎ、下は一〇代から上は一〇〇歳を超える子宮がん患者を診察したことがあるという和田先生は、すべての女性に検診の必要性を訴えます。

「胃がんや肺がんと比較して子宮がんは病態の進行状態が解明されているので、早期発見がしやすい病気です。だからこそ自分の責任で検査を受けてください。私たちは、女の人がニコニコして楽しい人生を過ごせるように、そのためのサポートをさせていただきたいと思っています」

ハイレベルな検査技術と設備を整えたグリーンルームでは、地域の病院やクリニックを受診した結果、病気の疑いがある人の二次検査をはじめ、直接受診することも可能。検診後、治療や入院、手術が必要な場合には本人の希望を聞いた上で、適切な医師や病院を紹介します。また、保健会館クリニックの専門医による甲状腺外来や更年期外来、思春期外来、骨粗しょう症外来での診療やフォローアップも行なっていま

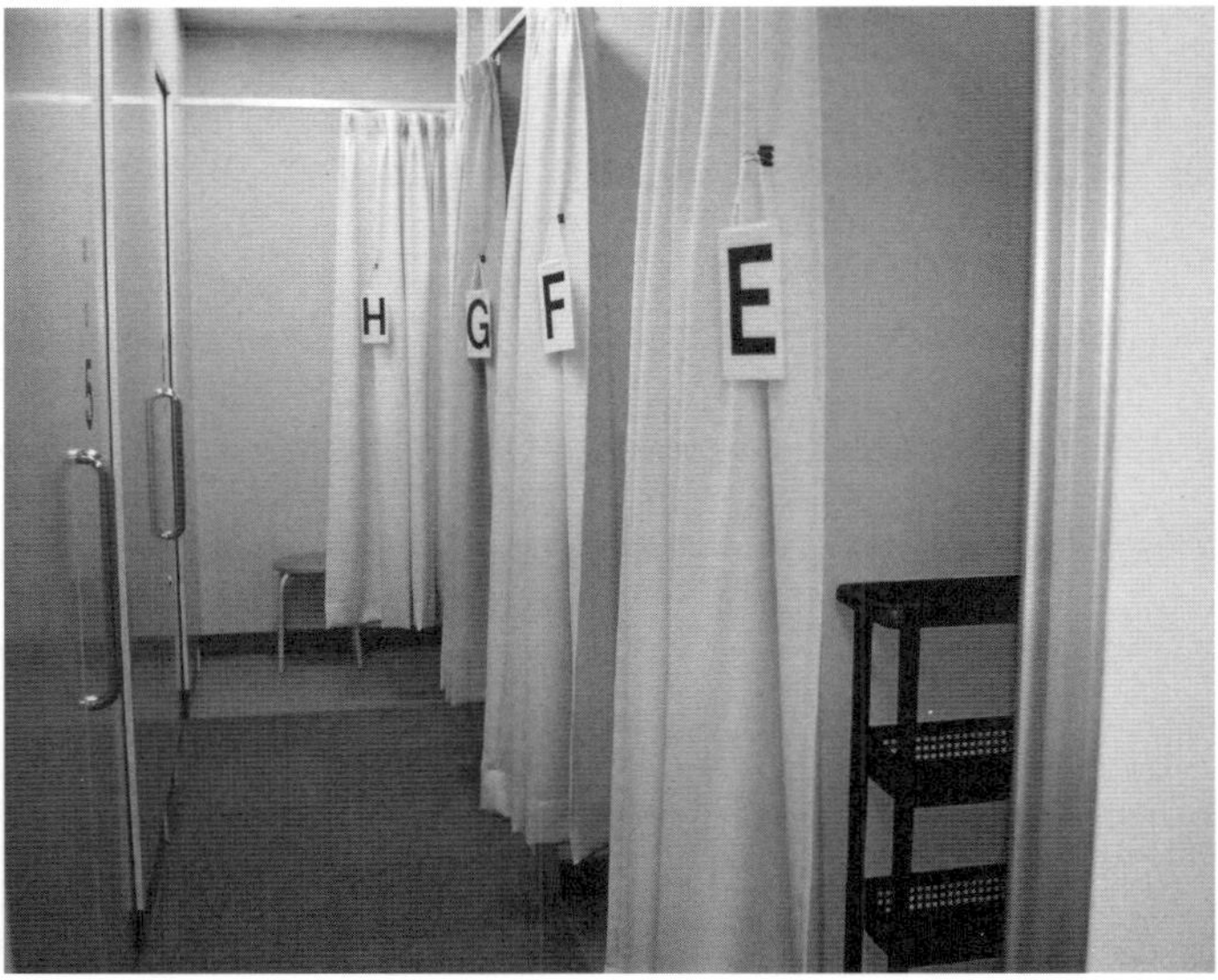

検査着に着替えるための控室もカーテンで仕切られている

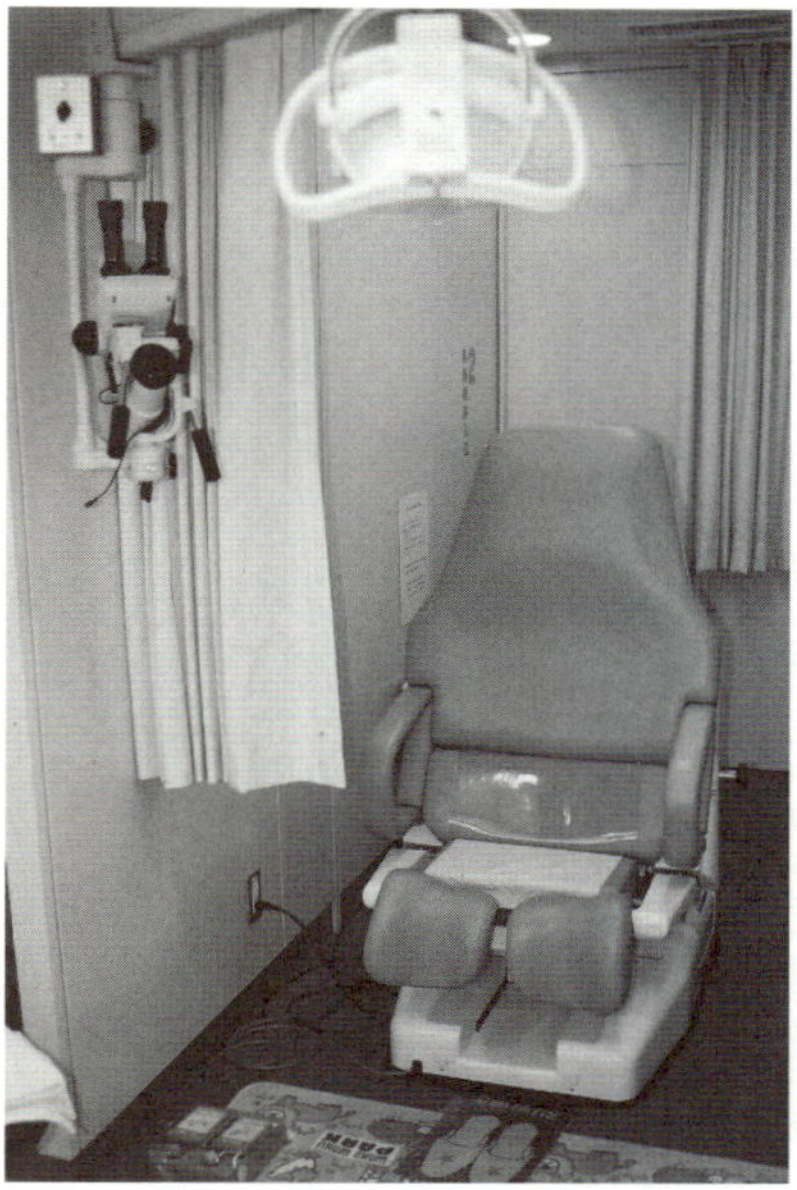

子宮がん検診台

◆**検診日**
月〜金／要電話予約
◆**所在地**
東京都新宿区市ヶ谷砂土原1-2保健会館
tel.03-3269-1141
◆**交通**
JR総武線市ヶ谷駅より徒歩5分
地下鉄有楽町線・南北線6番出口より徒歩2分
都営地下鉄新宿線市ヶ谷駅より徒歩5分

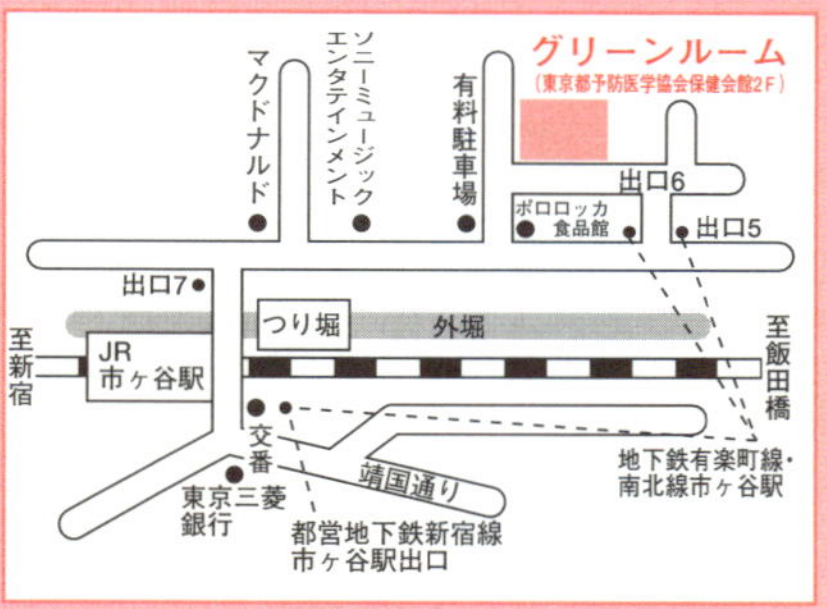

す。

なお、グリーンルームの検診を担当するのは女性医師だけではありません。女性医師を希望される場合は、電話予約の際にその旨を伝える必要があるそうです。

ちなみに、東京都予防医学協会が加盟する全国組織の予防医学事業中央会では、今後、東京都以外の各地の支部組織にも女性専用室の設置を働きかけていくということです。

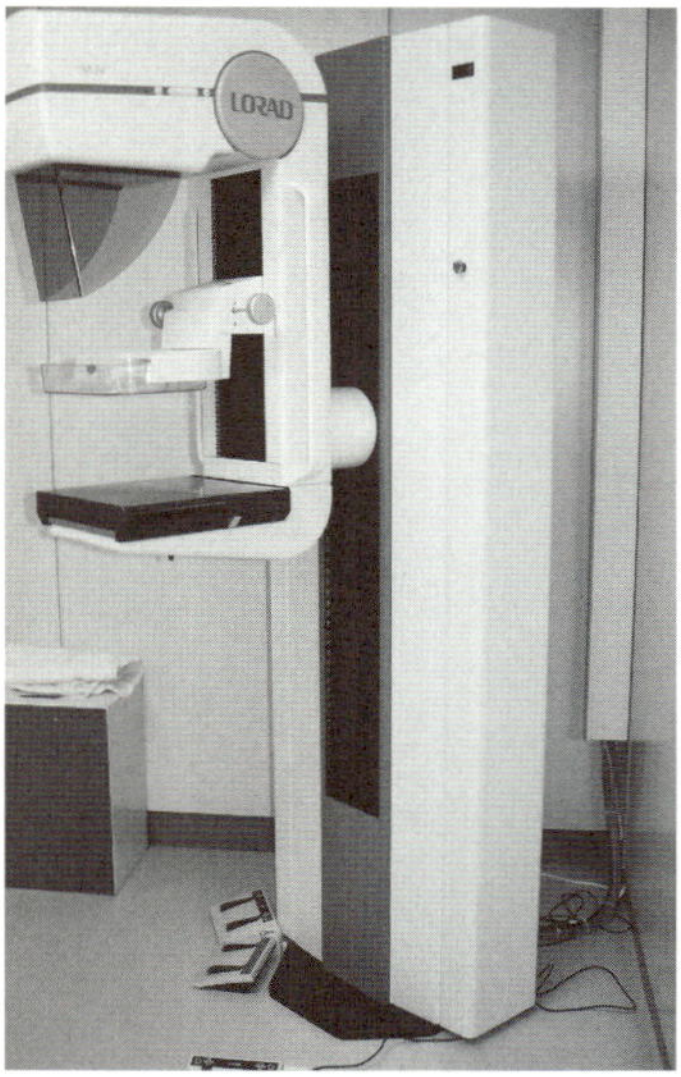

乳がん検査のための
「マンモグラフィX線撮影機」

国立成育医療センター

少子化が急激に進む中で、次代を担う子どもとその家族の健康は国民的テーマ。国立成育医療センターではその課題に取り組むため、胎児から小児、思春期を経て出産に至るまでの総合的な医療「成育医療」を推進しています。

○二年三月、東京・世田谷の国立大蔵病院の跡地に同病院と国立小児病院を統合して開設された国立成育医療センターは、病院と研究所が連携し、診療、調査・研究、教育・研修、情報発信の機能をもちながら「成育医療」を推進する高度専門医療センターです。

「成育医療」とは、胎児から小児、思春期を経て出産に至るまでの総合的で継続的な医療のこと。医療の専門分化が進んでいますが、患者さんやその家族を中心に据えた総合的かつ継続的な医療を目指して誕生したものです。

同センター病院はベッド数五〇〇床を有し、内科系九科、外科系一三科をはじめ、メンタルヘルスについての相談を受ける「こころの診療部」、妊娠分娩や胎児・新生児の診療などを担当する「周産期診療部」などがあ

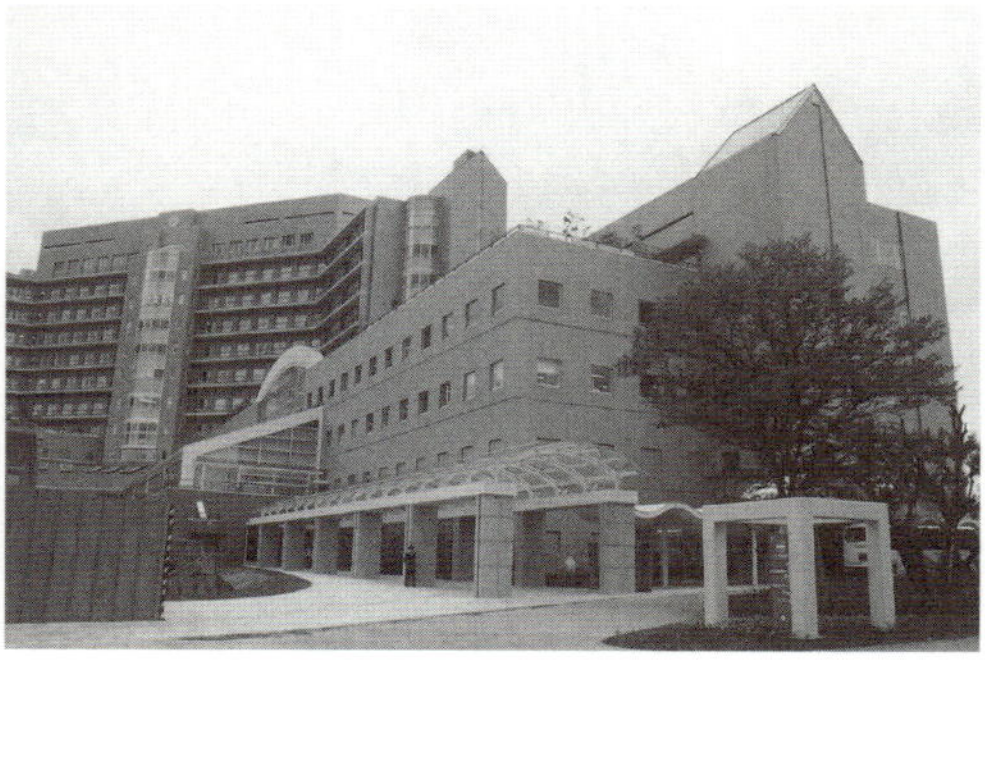

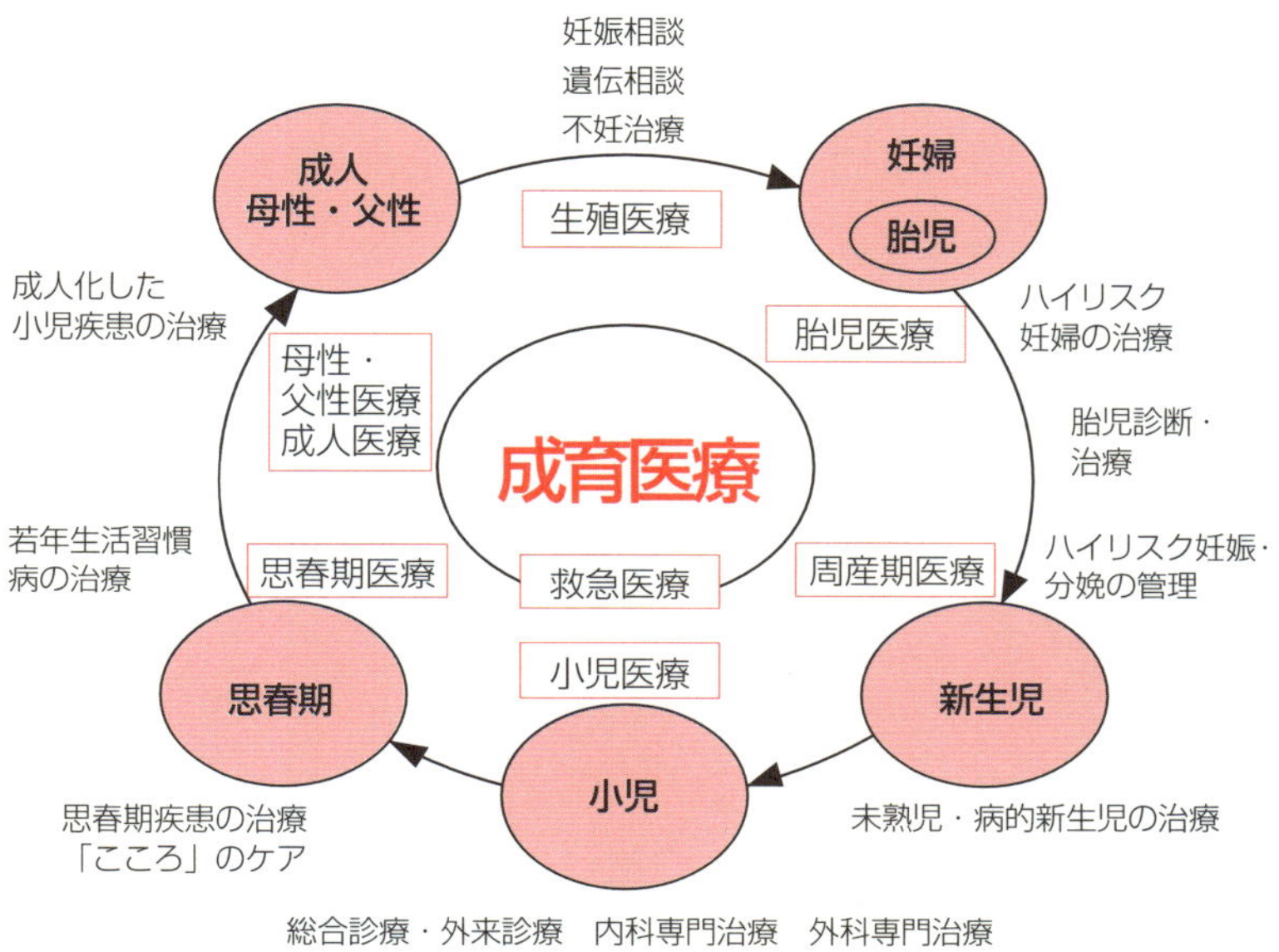

ります。主な診療内容は、成人（母性・父性）を対象とした妊娠や遺伝相談、不妊治療、ハイリスク妊婦の治療、胎児の診断・治療、未熟児・病的新生児の治療、小児や思春期疾患の治療や心のケアなど。

診療の際は、ライフサイクルという新しい概念に基づき、診療科の枠を越え、まずは総合診療部の医師が患者さんや家族から問診を行ない今後の診療について方向性を示します。成人女性の予診は周産期診療部で行なわれています。

◆**診療日時**
初診受付＝月～金8時30分～10時30分
※再診からは希望する先生の名前または診療科で予約（予約センター tel.03-5494-7300）

◆**所在地**
東京都世田谷区大蔵2-10-1
tel.03-3416-0181

◆**交通**
小田急線成城学園駅南口より渋谷行きバス「成育医療センター前」下車

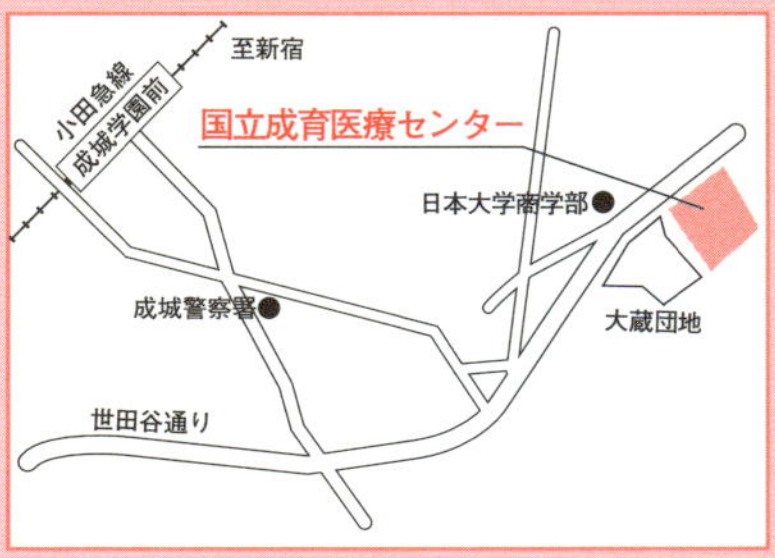

国立横浜病院「女性診療外来」

横浜市戸塚区にある国立横浜病院では、〇一年、女性医師による女性専用の外来が開設されました。長年乳がん治療にあたってきた外科の医師が対応し、必要に応じて産婦人科や皮膚科などの各専門医を紹介する仕組みです。

男性医師の診察を受けることへの根強い抵抗感

国立横浜病院で「女性診療外来」がスタートしたのは平成一三年九月三日。体に不調を感じたり不安を抱いたとき、すぐにどこの科を受診すればいいか分からない場合は多いですが、そんなとき、まず女性医師が診察して対応します。受診者は最初に外科の土井卓子先生のカウンセリングを受け、その上で婦人科や皮膚科、消化器科など、専門の女性医師の紹介を受けることができるようになっています。神奈川県内の総合病院では初めての試みということもあり反響は大きく、毎週月曜日、一三時三〇分～一六時の診察時間の受診者数は平均一三～一四人を数えます。

受診の理由はさまざまですが「男性医師に胸や女性器を見られるのが嫌で受診することをためらっていた」という人は想像以上に多いようです。たとえば肛門周辺のポリープで受診する人の中で手術に至るのは通常、外科では五%ほどであるのに対し、「女性診療外来」では六カ月で一五人中七人にものぼりました。中には何十年も我慢し続け、「男のお医者さんに見られるくらいだったら墓までもっていくつもりだった」

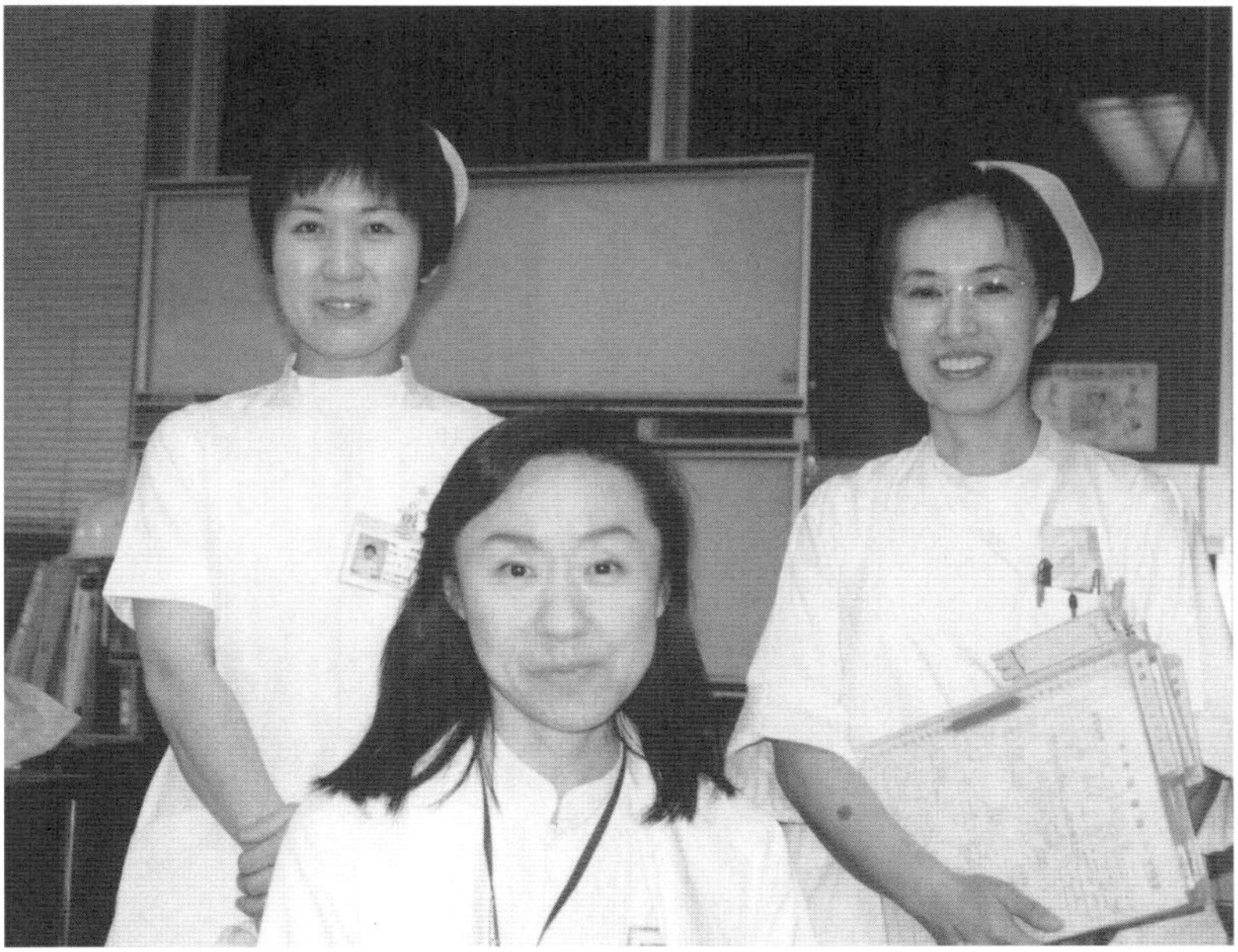
土井卓子先生と看護師さんたち

と語る受診者もいたといいます。

気配りのひとことが言える医療をめざして

「女性診療外来」開設の発起人でもある土井先生は、他の女性医師三名とともに専用外来設置を病院に提案し、一年以上の期間をかけて準備を行なってきました。一八年間、外科で乳がん治療に携わり「男性医師の気配りの足りなさ」を見聞きすることも多かったといいます。

「女性器を洗いながら男性の医師と看護師が野球の話をしていてすごく傷ついた…など、男性医師の心ない言動によって嫌な思いをしたという人が結構多いんです。男性の医師だから無神経ということは決してありませんが、女性の医師だからこそ女性の受診者の気持ちがわかるという部分はあると思います」

乳がんの手術後、乳房を取った本人が一人で傷跡のことなどを思い悩む例は少なくありません。補正下着や乳房再建についてのアドバイス、「旦那様に肌を見せることを怖がらないで」などのプラスアルファのひとことが言える、女性の気持ちを考えた医療を行ないたいという思いが今回の専用外来開設へとつながりました。

「たとえば医師の『あなたは乳がんです』という病気の告知が、カーテン越しに外で待っている人に聞こえたとしたら、それはショックだと思います。でも、三分診療といわれるような、医師が患者をこなすことで精一杯の、ゆとりのない外来診療の現実の前には、受診者の立場に立った医療を行なうことが難しいのも事実です。思いやりのある医療のためには、時間的、空間的余裕は不可欠。そのためにも女性診療外来が必要だと思ったんです」

と土井先生は話します。その考え通り、「女性診療外来」を受診したある患者さんは「外科にも女性医師はいるのに、どうして今まで受診しなかったのですか」という問いに「たくさんの人が出入りする慌ただしい雰囲気の中で、恥ずかしい診察を受ける気にはなれなかった。女性診療外来ができなければ絶対に診察を受けることはなかったと思う」と答えたといいます。単に女性の医師ならばいいということではなく、医療の質の問題だということがよく分かるエピソードといえるでしょう。

受診者の心の負担をできる限り軽くする

「人の話を聞いてきちんとした対応をするためには、医師や看護師としての経験と人生経験が必要」という土井医師の考えにもとづき、「女性診療外来」では看護師もベテランが担当しています。さらに電話予約の際にも「女性診療外来」ということが分かった時点で女性事務員が対応するなど、受診者の心の負担を軽くするための配慮は細やかです。

「医療者も患者さんに快適に受診していただけるようにできる限り努力をしていますので、患者さんは体に不調を感じたら、できるだけ早く受診することをおすすめします。そして医師に言われるままになるのではなく、分からないことはしっかりと聞いて、納得のいく医療を受けて下さい」

と土井先生は言います。

予想以上の受診者の多さもあり、現在の「女性診療外来」は時間的ゆとりの面で理想的とまではいかないようです。しかしそれでもいきなり診察に入るのではなく、話を聞く空間を作り、聞く姿勢で待つ医師がそこにいることは、今まで受診をためらっていた人にとって心強い変化といえるでしょう。

なお国立横浜病院では、「女性診療外来」以外でも外科（木）、消化器科（水・木）、皮膚科（月～金）、婦人科（水）で希望により女性医師による診察を受けることができます。「女性診療外来」では婦人科疾患による内診、子宮がん検診は行なっていないので、婦人科外来の利用となります。

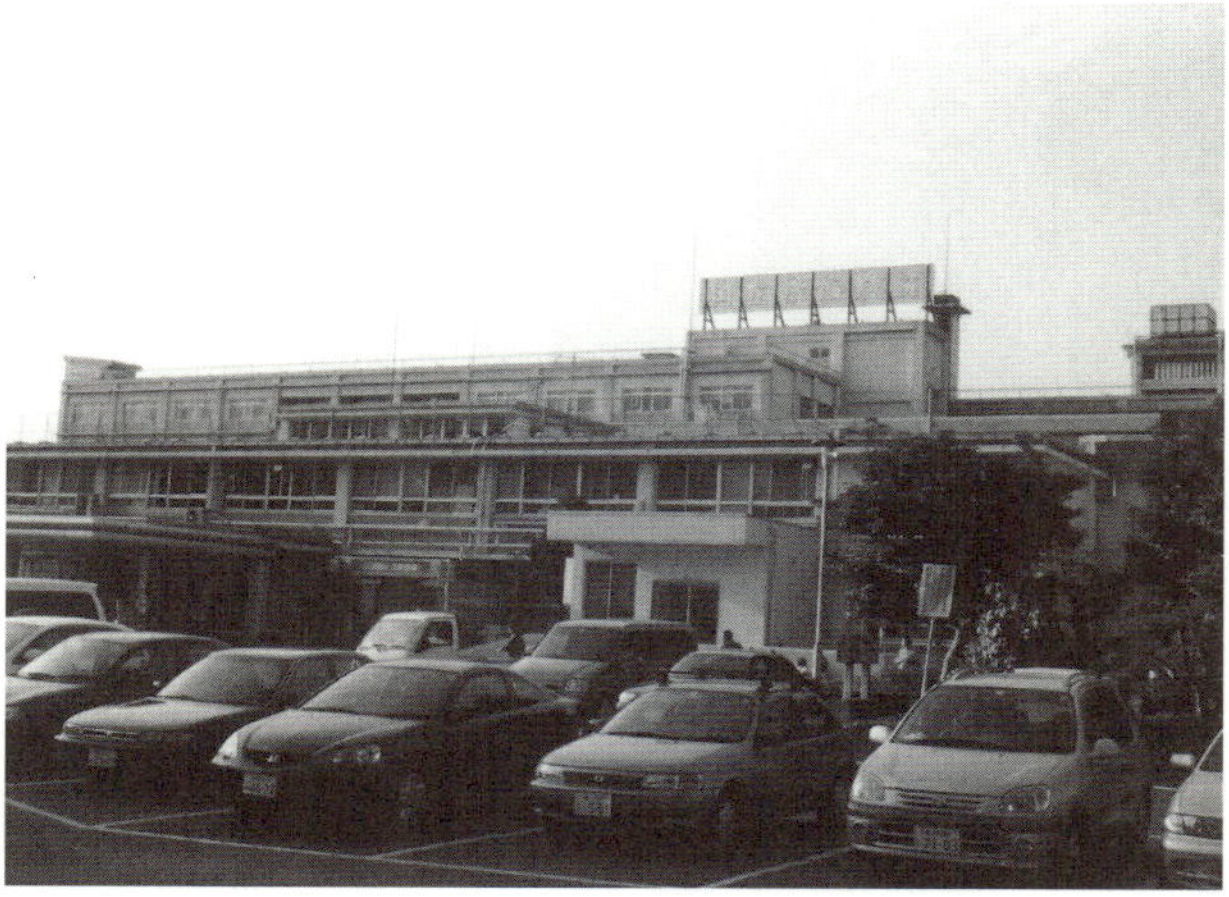

◆**医師**
土井卓子（外科）
◆**診療内容**
女性医師の診察を希望するあらゆる病気
◆**診療日時**
月13時30分～16時
※平日8時30分～17時に医事課外来係まで電話予約するか、当日13～14時に直接受付で申し込む
◆**所在地**
神奈川県横浜市戸塚区原宿3-60-2
tel.045-851-2621
（内線医事課外来係2234）
◆**交通**
JR東海道線戸塚駅近くの戸塚バスセンターから国立病院行きまたはドリームランド行きバスで「国立病院前」下車。

JR大船駅・藤沢駅からのバスもある

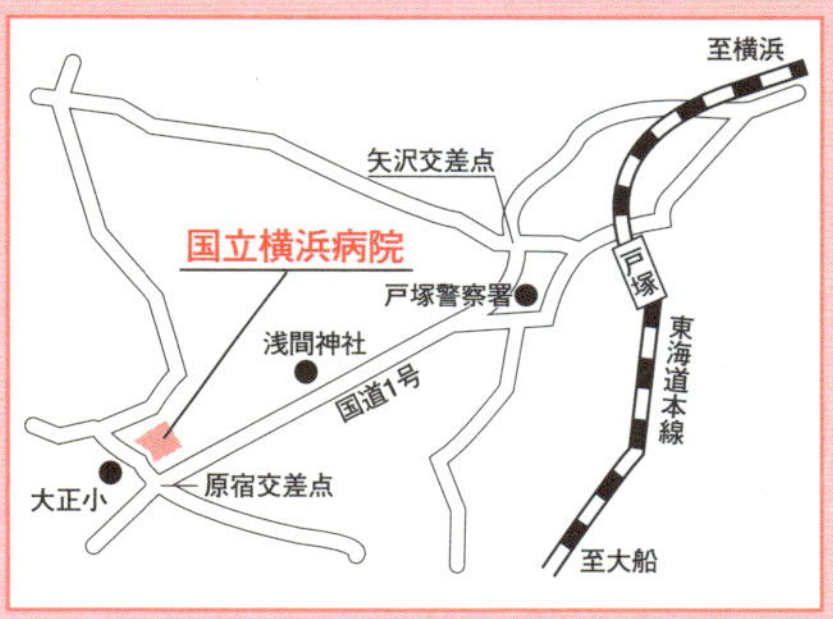

労働福祉事業団

関東労災病院「働く女性専門外来」

「働く人に対する総合的な医療の実施」を理念とする同病院では、家事労働も含めた働く女性を対象に〇一年一〇月から週一回、産婦人科外来で「働く女性専門外来」を設けています。

「働く女性専門外来」では女性特有の婦人科疾患をはじめ、日常生活による心身の変調などについて相談を受け、必要があれば他の専門科や病院を紹介します。受診者は主に二〇代から五〇代、約五〇%が婦人科疾患、約二五%が精神科疾患、約二五%が精神的な原因で体に不調が表われる心身症という割合。男性医師には相談しづらい家庭や職場のデリケートな問題が原因となっていることも少なくないようです。

診察を担当するのは、産婦人科の女性医師三名。その一人、星野寛美先生は一四年の診療経験を有します。女性外来開設は病院側の発案ですが、普段から女性医師を希望して星野先生のところに来る患者さんも多く、女性医師へのニーズは以前から感じていたといいます。もともと学生時代から患者さんを部分的に診察するのではなく、精神的な部分も含めて全人的に診察したいという思いを抱いていた星野先生が

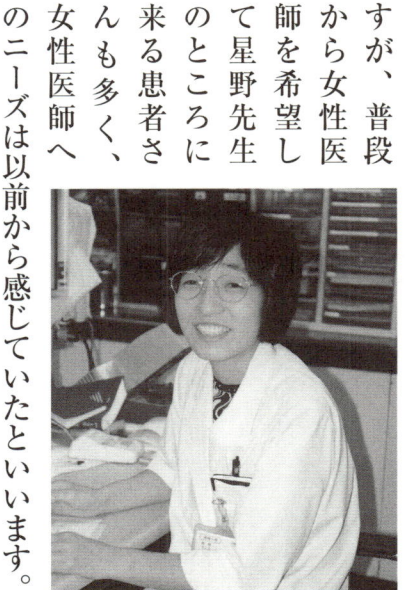

星野寛美先生

目指すのは「生きたい生き方をサポートする」医療。そのため普段から「何でも話せる雰囲気づくり」を心がけています。

そんな先生の聞く姿勢もあり、たとえば「責任のあるポストに異動になったら会社に行くのが辛くなった」と訴える患者さんの問診時間に、三〇分以上かける場合もあります。

「女性外来にいらっしゃる患者さんの、聞いて欲しいという気持ちの強さは一般外来の患者さんより強いです。心身の不調を誰にも相談できずに抱えていたことや、今まで受けてきた医療への不満の表われかもしれませんね」

と星野先生。受診者の状況はさまざまですが、女性外来への期待は一様に大きいようです。星野先生は病院を受診する際の心構えとして、次のようなアドバイスを送ります。

「医師にもいろんなタイプの人がいます。物分かりのいい患者を演じるのではなく、聞きたいことをきちんと聞いて、その上で自分に合う医師を探してみてはいかがでしょう」

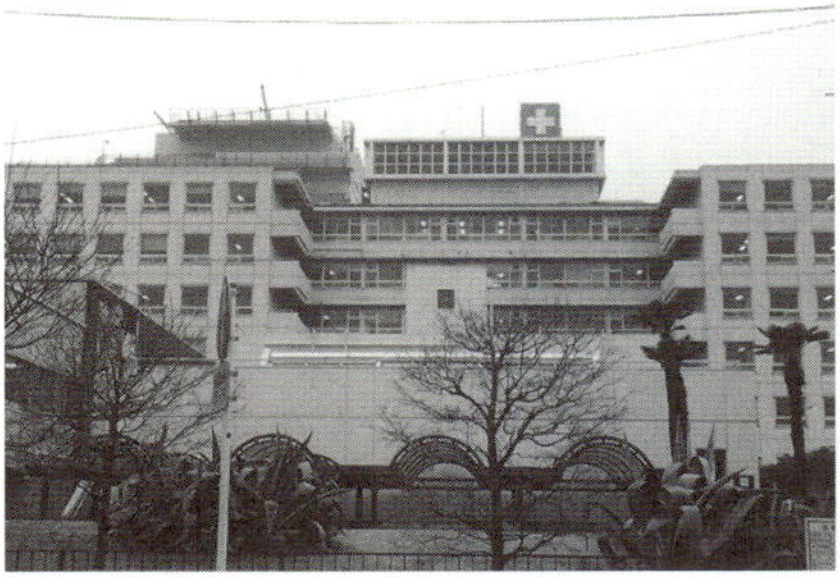

◆医師
星野寛美、草鹿砥千絵、渡辺理子（産婦人科）
◆診療内容
女性特有の症状などから一般外来の受診をためらっている女性対象。対象となる疾患や診療科は限定しない
◆診療日時
木14〜15時（受付）
◆所在地
神奈川県川崎市中原区木月住吉町2035
tel.044-411-3131（代表）
◆交通
東急東横線元住吉駅より徒歩7分

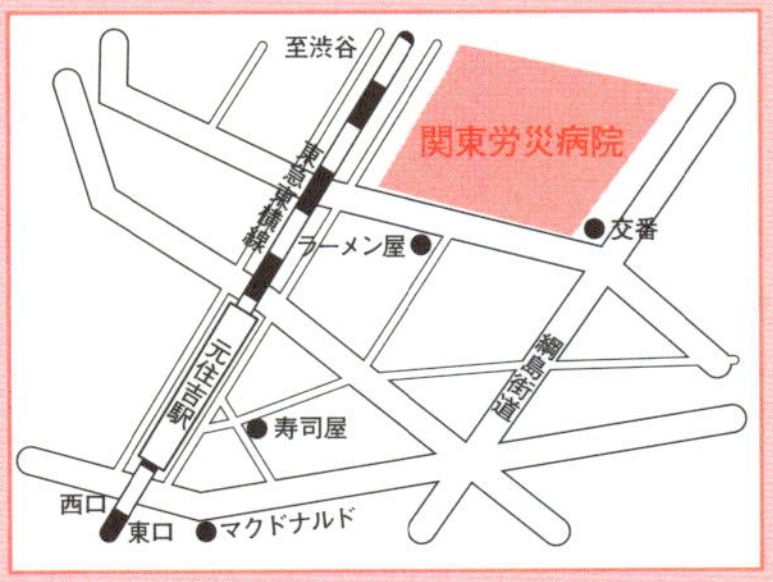

千葉県立東金病院「女性専用外来」

男女差に注目した医療「ジェンダー・スペシフィック・メディシン」の推進を訴える堂本暁子知事の強い意向により、千葉県東金市の県立東金病院では〇一年九月から都道府県立病院として初めての女性専用外来がスタートしました。

千葉県では〇一年、堂本知事就任後初の六月補正予算に女性外来の開設準備金として六〇〇〇万円が盛り込まれました。東金病院はそれにより、専用外来開設に合わせ、乳がんの最新検査機器や骨密度の測定装置を導入しています。

開設当初は千葉大学附属病院の竹尾愛理先生一人が非常勤で対応していたものの、開始前から予約が殺到し、すぐに週一回の診察では対応することが難しくなったそうです。そのため現在は月七回の診察時間を設け、四名の女性医師が診察に当たっています。

診察の上、必要に応じて専門の他科や他の医療施設への紹介を行ないますが、本人の希望や症状によっては再診も可能。

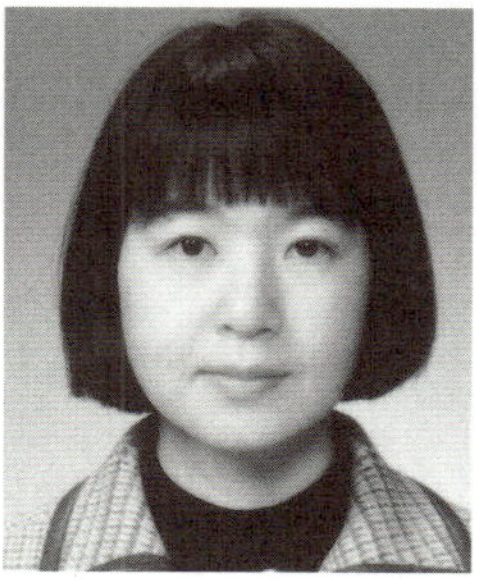

竹尾愛理先生

担当の竹尾先生は疾患に偏らず全体を診るためには、話を聞くことから治療が始まると話します。約半数が更年期障害で訪れる四〇代～五〇代ということもあり、親の介護や子どもの巣立ちといった難しい問題に直面している人が多いのが特徴。日常生活のストレスや悩みが本人も気付かないうちに症状を悪化させる原因となっていることも少なくないそうです。

「ちゃんと説明がないまま薬だけの治療を受け、不安感から更年期障害の症状が悪化している人もいました。女性医師だと話しやすい、他の医療機関での診断に対する意見を求めてなど女性外来に来る理由は人それぞれですが、複数の医療機関をまわってきた人が多いので、できるだけ納得いくまで説明するようにしています」と竹尾先生は話します。

また、千葉県が女性外来の促進を図るため民間、公立病院に補助金を出し支援していることもあり、同県では続々と女性外来が誕生しています。六月五日開設の県循環器病センター（市原市）のほか、県立佐原病院（佐原市）、旭中央病院（旭市）、順天堂浦安病院（浦安市）などが〇二年度中の開設を予定しています。

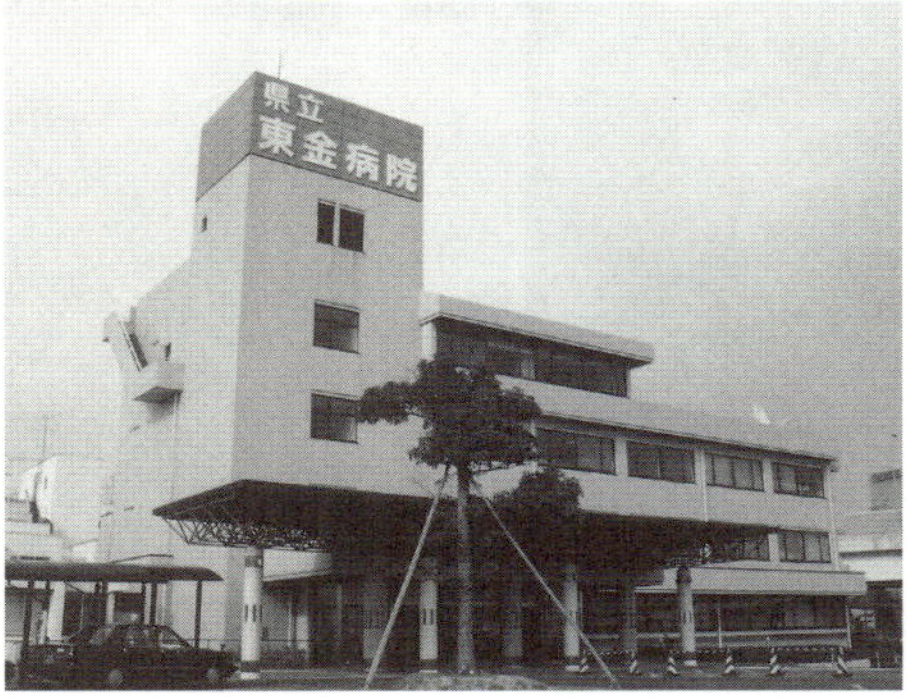

◆医師
竹尾愛理（内科／内分泌）、湯淺奈都江（内科一般）、松本桂子（内科／膠原病アレルギー）、大塚優子（内科／内分泌）

◆診療内容
小児を除く女性の方。対象疾患（診療科）は限定しない

◆診療日時
第2・4金、毎週土9～12時
第3水13時30分～16時30分
※完全予約制／月～金13～16時・土9～12時に電話または内科外来受付で予約。新患予約の際には、差し支えなければ看護師が簡単な症状などを尋ねる

◆所在地
千葉県東金市台方1229
tel.0475-54-1531（内線女性専門予約345）

◆交通
JR東金線東金駅よりタクシー10分または福俵駅より徒歩15分

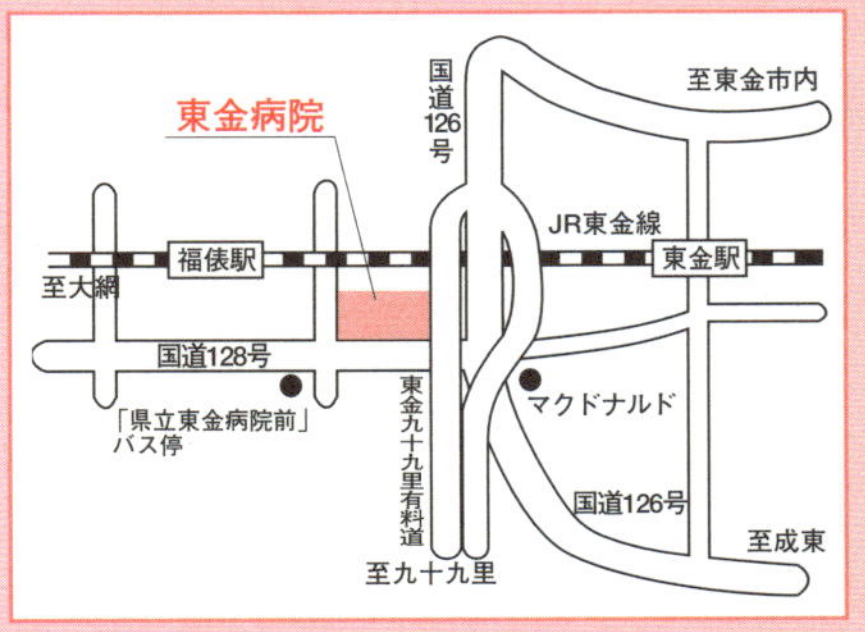

君津中央病院「女性専用外来」

一九三八年（昭和一三）に設立された国保直営の総合病院で地域の中核医療機関。〇三年（平成一五）には六五一床の新病院がオープン予定で、女性専用外来はその医療体制整備の一環でもあります。

地域住民が、安心し満足できる医療とは何か。わかりやすくて良質な医療提供には何が必要か。君津中央病院のスタッフたちは、そんな視点をもちながら医療サービスにあたっているといいます。

千葉県では三大死因（がん、心臓病、脳卒中）の内訳に大きな男女差があり、中でも女性では女性ホルモンが深く関わる動脈硬化性疾患が多く、また働き盛りの世代の女性のがんによる死亡率が増加傾向にあるといいます。こうした現状の改善を目標に、堂本知事から要請を受けた福山病院長が中心になり研究・検討を重ね、〇二年四月「女性専用外来」がスタートしました。

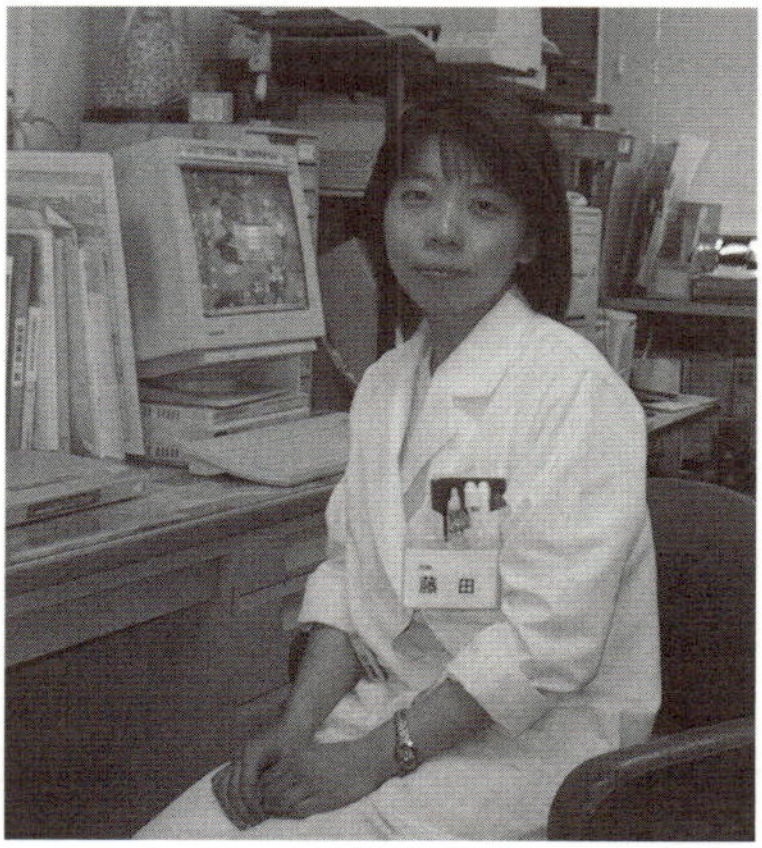

藤田智子先生

当面の担当医師である内科医の藤田智子先生は、「一人の患者さんに三〇分くらいの時間をかけ、身体的な症状のみを診るだけでなく、精神的な不安がないかなど、できるだけお話をうかがい、その上で適切な診療科で受診できるよう心がけています」と語ります。

女性専用外来を訪ねた患者さんには、レントゲン検査などでもできるだけ女性技師が対応するようにし、各科の診療も女性医師が担当できるよう配慮されているようです。

女性の患者さんと病院が一体となった診療がここでも始まりました。

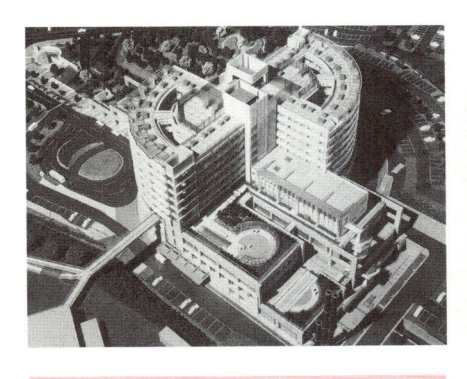

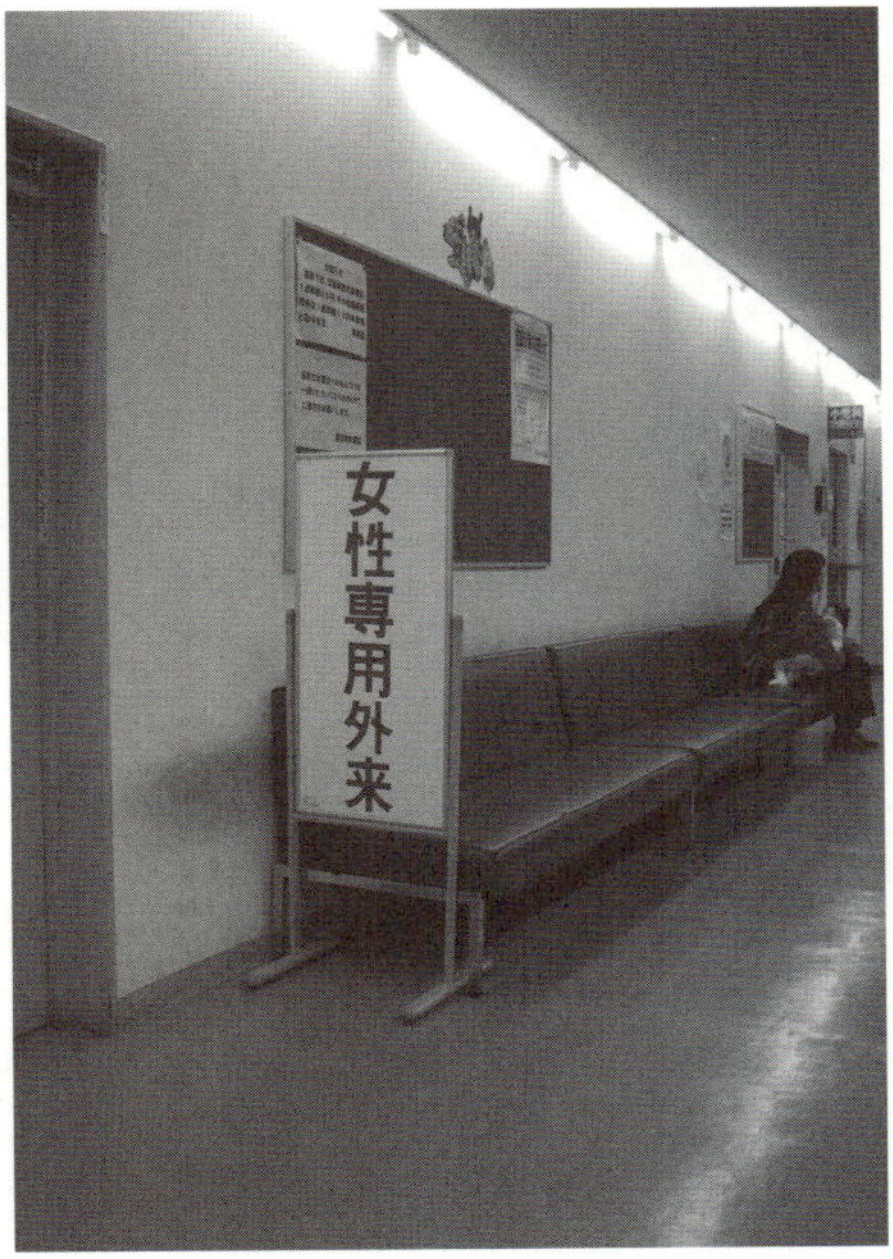

◆医師
藤田智子（内科）

◆診療内容
女性特有の疾患（更年期障害など）
小児（中学生まで）を除く女性対象

◆診療日時
木13時30分～16時30分
※完全予約制／月～水・金の14時30分～16時30分に電話予約

◆所在地
千葉県木更津市桜井1010
tel.0438-36-1071（内線女性専用外来担当5414）

◆交通
JR内房線木更津駅東口よりバス10分
または、館山自動車道木更津南インターより車1分

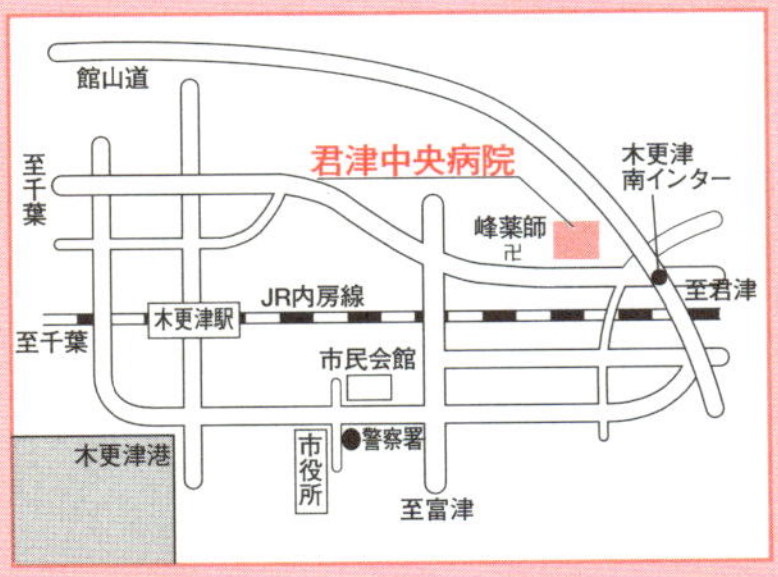

亀田メディカルセンター（亀田総合病院・亀田クリニック）

自然に囲まれた明るい外観、太陽の光がふり注ぐアトリウム、そして房総の海を見渡せる回廊などアメニティに配慮した施設。地域に密着した総合病院であればこそ、患者さんのニーズにいち早く対応したいと、女性医療への取り組みが始まりました。

南房総の海を一望できるリゾート地の一角にある亀田メディカルセンターは、亀田総合病院と外来専門の亀田クリニックを中核とする施設で、千葉県南部、南房総の医療拠点となっています。

亀田総合病院は診療科三一科、病床八五八床で千葉県救命救急センターも併設。特に高度医療、救急医療、在宅医療に力が注がれています。高度医療では厚生労働省から高度先進医療機関の承認を受け、高精度機器を駆使した医療を担い、年間手術は五〇〇〇件にも及びます。

救急医療では、救急救命士の研修機関としての機能をもつ一方、ヘリポートを備えていることから東京都諸島部などの遠隔地からの患者も受け入れています。在宅医療では、医師、ナース、薬剤師、栄養管理士、歯科衛生士、ＭＳＷ（医療ソーシャルワーカー）がチームを組み、南房

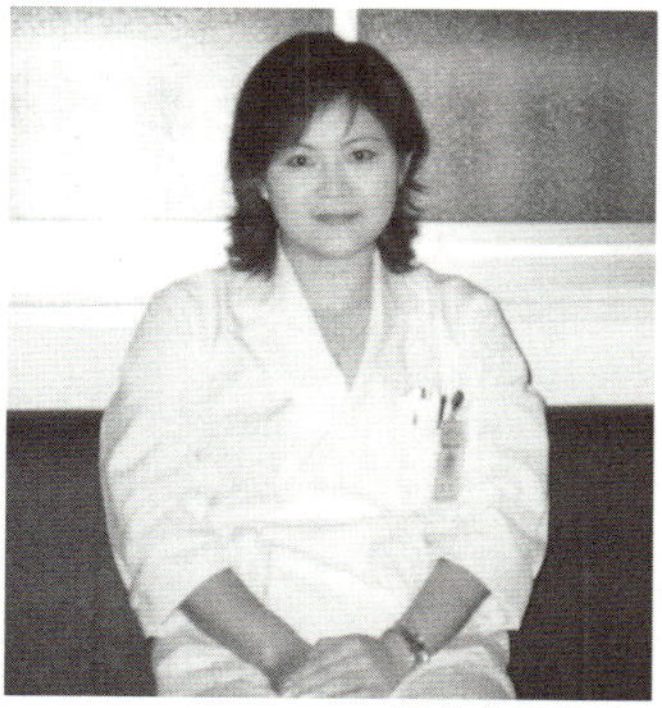

清水幸子先生

総全域でサービスを提供。また、併設の亀田クリニックでは、日帰り手術や通院化学療法（外来ホスピス）、疼痛を専門に診るペインクリニック、外来専用リハビリなどに対応しています。

この亀田メディカルセンターも女性医療に積極的に取り組み始めました。それを中心的に担うのが産婦人科部長の清水幸子先生です。

それまで昭和大学医学部産婦人科学教室で臨床に携わり、月経不順などの月経に関わるトラブル解決のための研究に努め、また更年期障害に対しては漢方療法やホルモン療法を取り入れてきたという清水先生は、亀田メディカルセンターで女性医療に一層力を入れたいと、次のように語ります。

「患者さんには主体性をもって医療に参加して欲しいと思っています。また、誕生から思春期、妊娠、分娩、更年期、さらには老年期にわたって、女性のトータルライフケアのために産婦人科を『女性科』として活用してほしいと考えています」

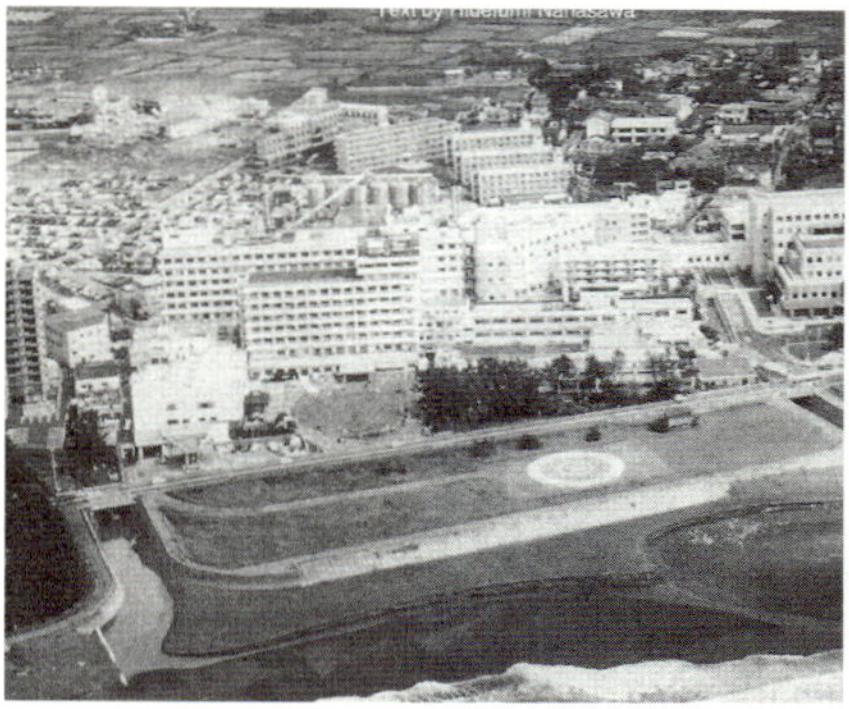

◆医師
清水幸子（産婦人科）
◆診療日時
下記予約センターで確認
※初診の方も要受診予約
◆所在地
千葉県鴨川市東町1344
tel.0470-99-1111
（予約センター・8～17時）
◆交通
JR外房線安房鴨川駅より興津・行川アイランド行きバス「亀田総合病院前」下車または車で5分

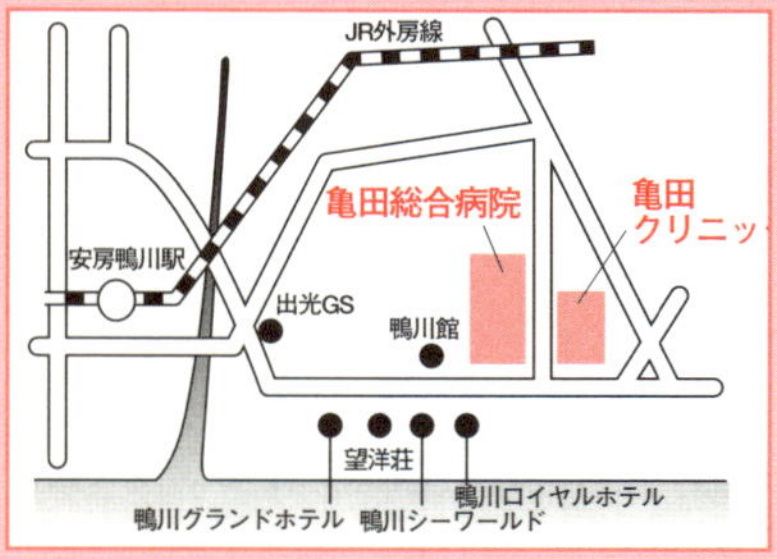

労働福祉事業団

中部労災病院「女性医師による働く女性総合外来」

中部労災病院では、受診しやすい環境をつくることで女性の日常生活や職業生活を支援することを目的とし、内科の女性医師による女性専門外来が開かれています。

名古屋市南部に位置する中部労災病院は、中京工業地帯における産業医学のセンター病院としての役割を担うべく一九五五年に設立されました。現在は診療科二〇、ベッド数六七〇を有し、糖尿病について予防から治療まで一貫した管理を行なう「糖尿病センター」や、東海地区随一の規模を誇る充実したリハビリテーション施設も完備しています。

「女性医師による働く女性総合外来」が開設されたのは〇二年二月。もともと中部労災病院では母体の労働福祉事業団が推進する「勤労者医療」の一環として、女性を対象にした「勤労女性メディカルセンター」が設置されていたこともあり、〇一年当初から女性外来の構想があったといいます。

そこへ現在女性総合外来を担当する医師の一人、神経内科専門医の上條美樹子先生が赴任したことで条件が整い、開設の運びとなったのだそうです。

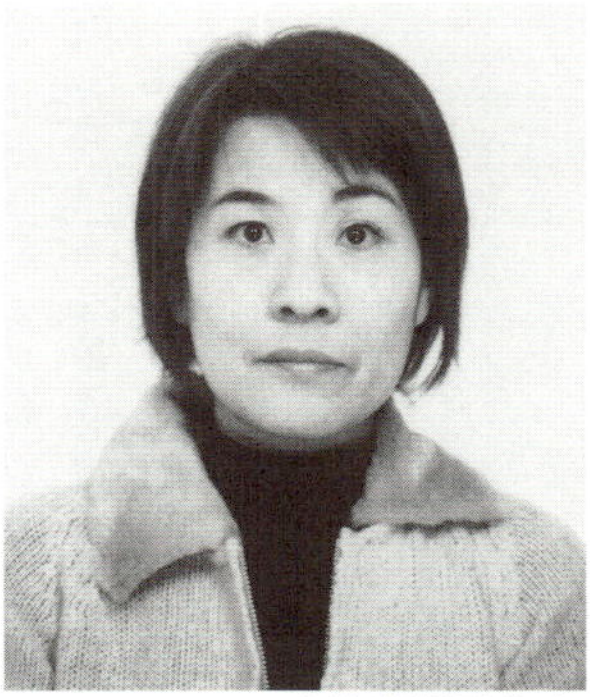
上條美樹子先生

女性総合外来では特に対象疾患（診療科）を

限定せず、女性医師が診察を行ないます。診察を担当している上條先生は次のように話します。

「年齢を問わず、健康の不安や身体症状を抱えたまま受診をためらっていた患者さんが予想以上に多いことに驚きました。『こんな症状で受診したら怒られるのでは…』『どの科に行けばいいのか分からない』と多くの方が総合病院を受診しにくく思われているようです。内科全般にさまざまな症状のご相談があるので、医師としてもっと勉強しなければと緊張させられます」

中部労災病院の女性総合外来では婦人科に偏らずさまざまな症状を広く診療するため、上條先生をはじめとする内科の女性医師計六名が主体となり、交替で診察に当たっています。

「体のことを気軽に相談してください。検査や他科受診の道案内をさせていただきます」

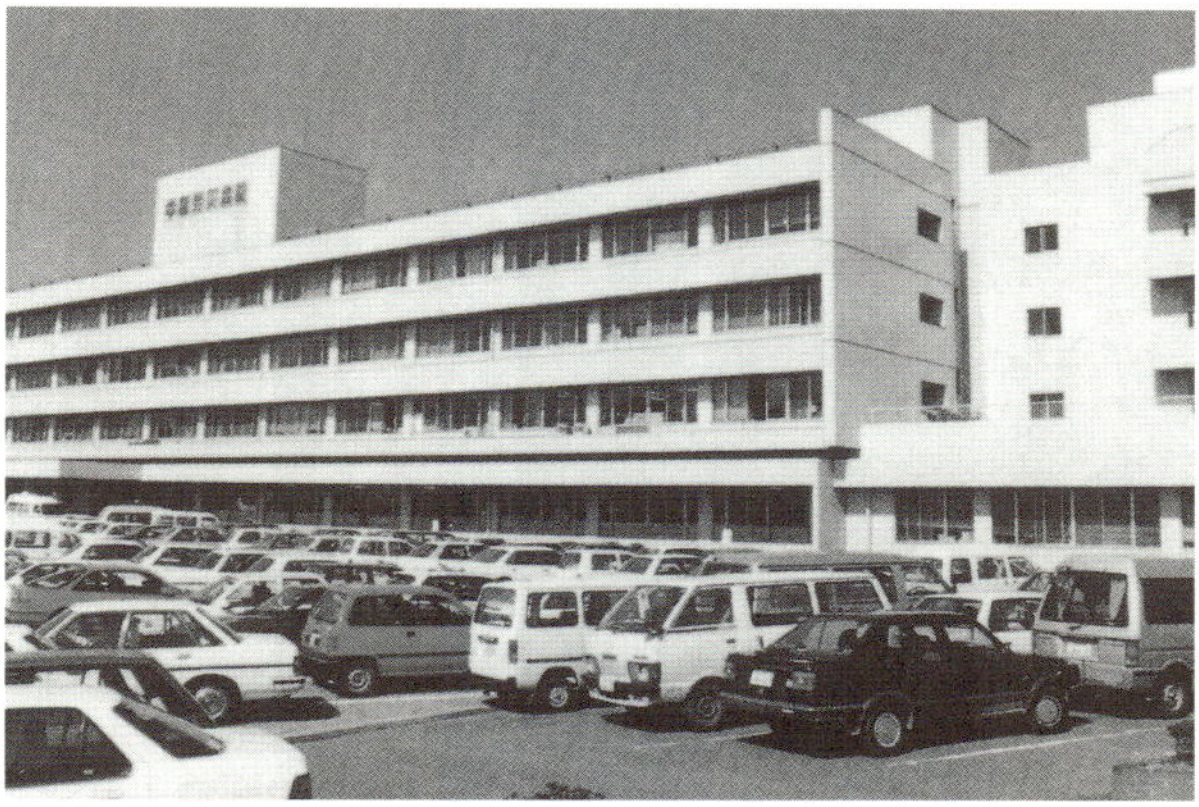

◆医師

上條美樹子（内科・神経内科／水）
竹原木綿子（呼吸器内科／第1月）
宇野智子（内科・糖尿病代謝科／第3月）
他3名の女性医師
※担当医師のローテーションは変更あり

◆診療内容

対象疾患（診療科）は限定しない
原則として初診の方

◆診療日時

月・水8時15分～11時30分（受付）
※内科新患受付または再来受付で「女性外来へ」と申し出る

◆所在地

愛知県名古屋市港区港明1-10-6
tel.052-652-5511

◆交通

地下鉄名城線港区役所駅1番出口から徒歩10分

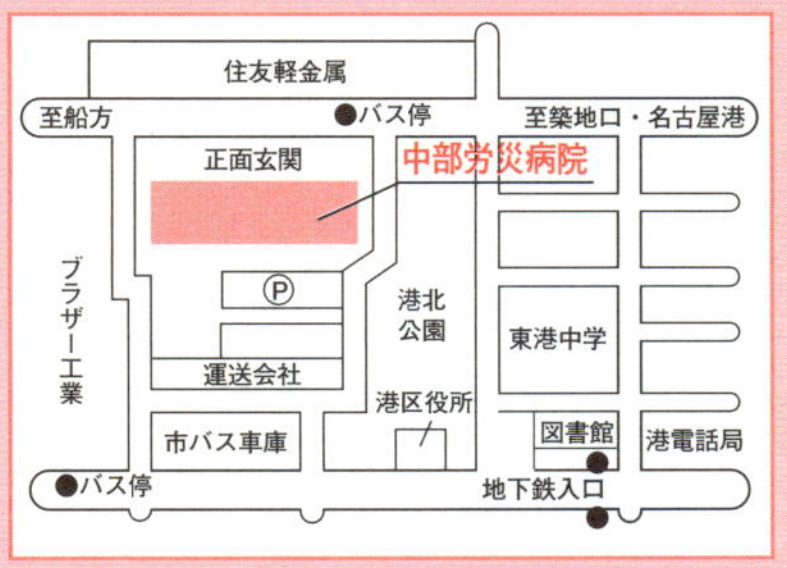

松江生協病院「女性診療科」

一人ひとりのライフスタイルを考慮しながら、女性の心と体をトータルで診療するため、産婦人科を「女性診療科」に。

ライフスタイルの変化にともない、近年、女性が抱える体や心の悩みが多様化しています。松江生協病院ではそうした状況に対応すべく、九二年から思春期や更年期を対象とした外来を開設し、必要に応じてカウンセリングなども行なっています。

しかし「産婦人科」というとどうしてもお産や母体の健康のための場所というイメージが強く、「ほんとうに産婦人科でいいの?」という受診者の戸惑いの声が多く聞かれたこともあり、同病院では「産婦人科」という名称を〇〇年四月に変更。女性のライフスタイルを考慮しながら、心と体をトータルで診れるように、また女性の健康維持と増進に携われるようにと、現在は「女性診療科」としています。

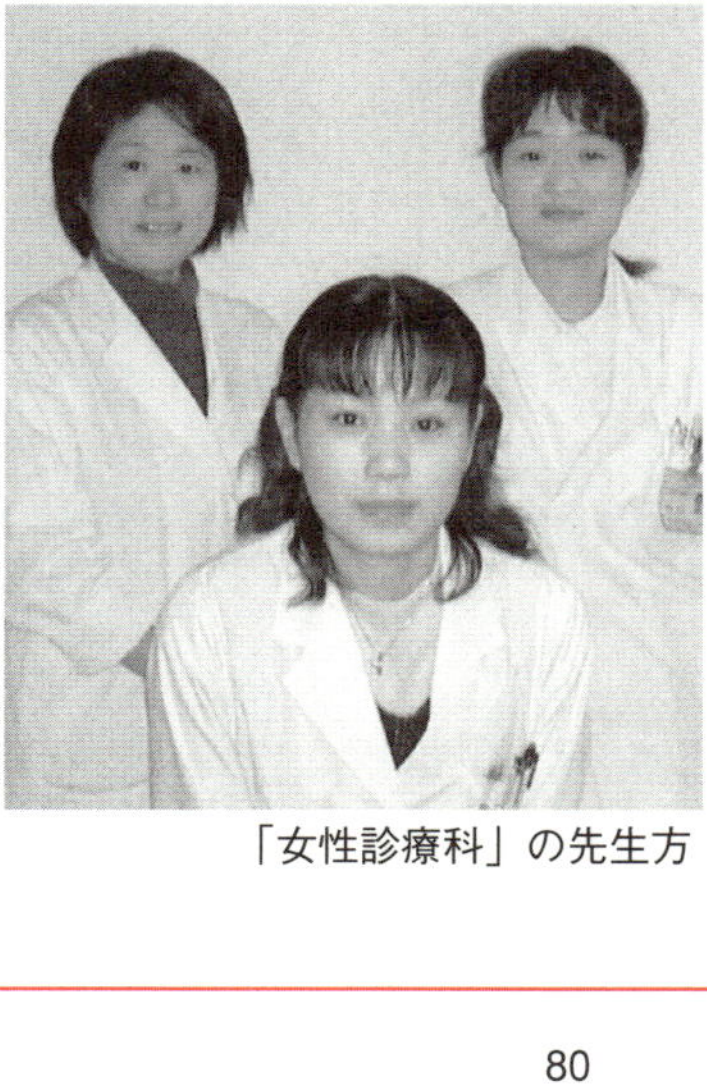

「女性診療科」の先生方

女性診療科の診察を担当するのは三名の女性医師。そのうち戸田稔子先生と河野美江先生は臨床心理士でもあり、心のケアにも力を注いでいます。

「患者さんに納得していただいて同じ視点で治療ができるよう、丁寧な説明と診療を心がけています」と河野先生。手術は従来の手術のほか、腹腔鏡下手術に力を入れており、分娩では母子同室、母乳育児を推進、助産師さんを中心にしてマタニティ・ヨガ、産後家庭訪問、育児サークルなども実施しています。

松江生協病院は地域に根差した病院として、五〇年以上の歴史を誇ります。三三三床を有する総合病院でありながら、二四時間体制での救急医療や、往診・訪問看護といった在宅医療、予防活動にも力を入れているほか、患者さんの知る権利や自己決定権、プライバシーなどを守るべく「患者の権利章典」を掲げているのも特徴です。

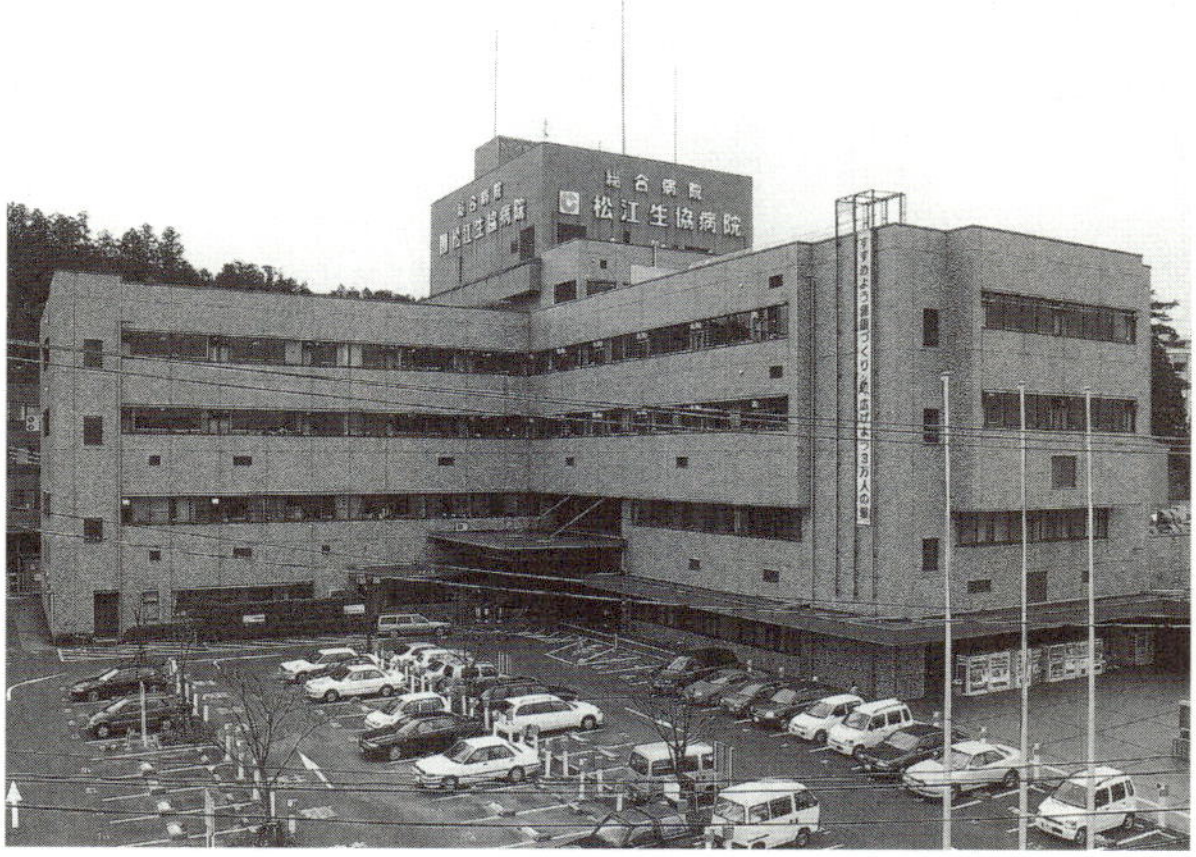

◆医師（初診担当日）
戸田稔子（部長／火・木）
河田美江（月・金）
大畠順恵（水）
◆診療日時
月～土9～12時
※初診時の予約・紹介状不要。初診受付は11時まで。土は3名の医師が交代で診察、第1・3土は休診
◆所在地
島根県松江市西津田8-8-8
tel.0852-23-1111
◆交通
JR松江駅より徒歩15分、またはタクシーで5分

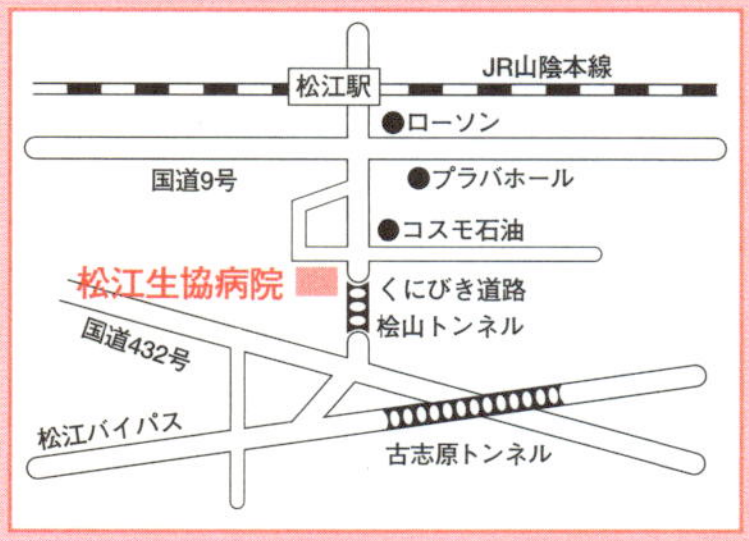

高知いちょう病院「亜佐子先生の女性専用外来」

女性には便秘、痔で悩んでいながら、我慢をしてなかなか病院を訪ねない人が多くいます。そんな女性の気持ちに立って、より女性に優しい医療を目指したいと「亜佐子先生の女性専用外来」は生まれました。

痔は早期治療が大事―大腸がんにつながることも

七二年、高知外科胃腸病院として設立された高知いちょう病院は、胃腸科や肛門科の診療に力を注ぎ、九八年には施設を増設するとともに全面リニューアルしました。規模が小さくてもベストな医療の提供と女性により優しい医療を目指して、病院名も「高知いちょう病院」と改称、子ども連れの患者さんにもゆっくり受診してもらいたいと「キッズルーム」を設けているほどです。

長年、女性の便秘や痔などの診療に当たり、いかに女性は自覚症状があっても我慢をしているかをみてきたスタッフは、もっと女性が来院しやすい環境を整える必要性を感じていたといいます。そうした思いがかたちになってスタートしたのが副院長の高橋亜佐子先生が毎週火曜日に担当する「亜佐子先生の女性専用外来」(午後二～六時)。火曜日は外来自体が女性のみを対象にしており、スタッフも女性だけになっています。不安を抱えて来院される女性患者さんが、

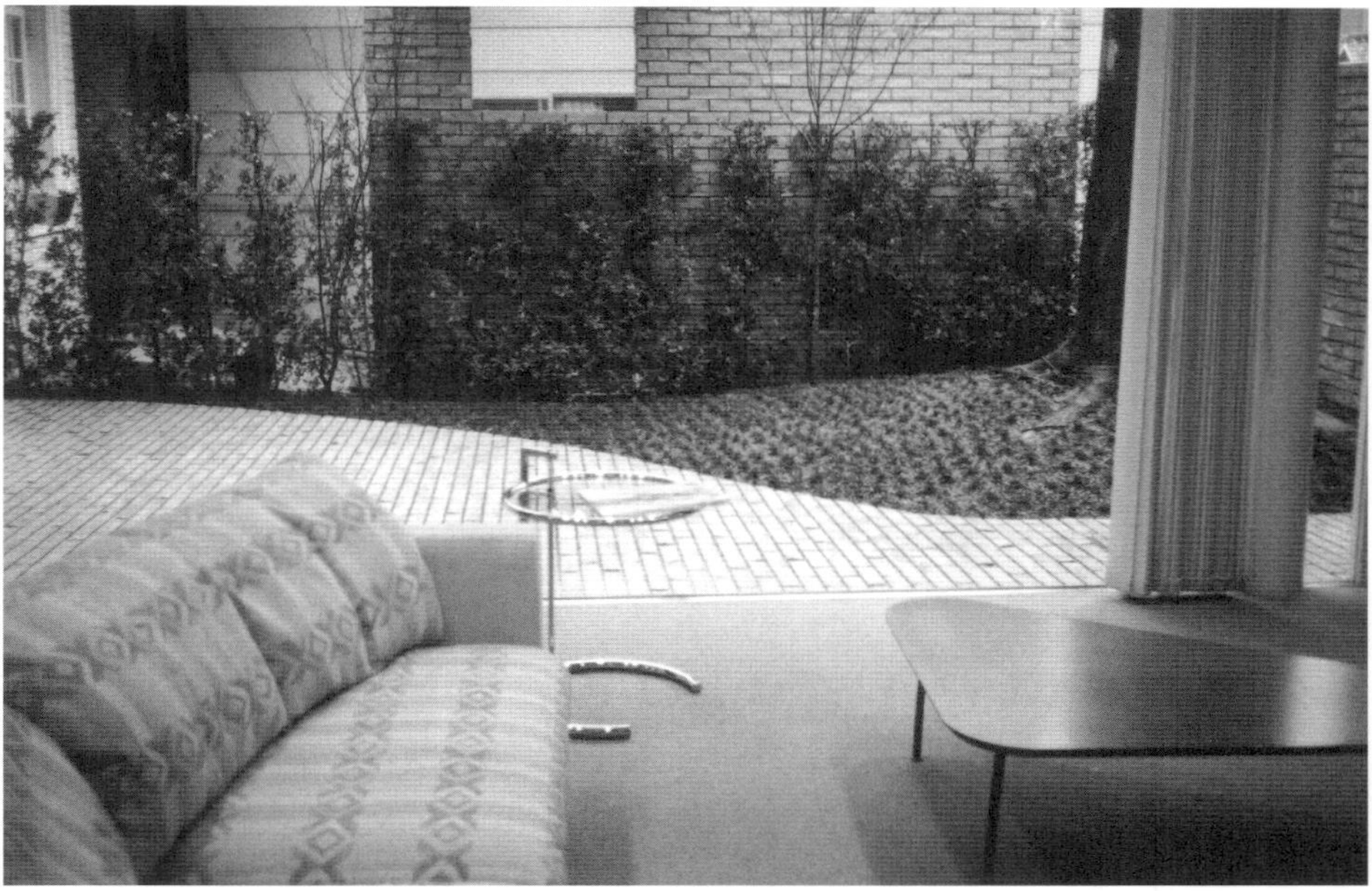

落ち着いた雰囲気の内視鏡センター

お茶を飲みながら、少しでもリラックスして受診できるようにと、女性専用外来が設けられたといいます。亜佐子先生が語ります。

「便秘や痔で悩んでいる女性が多くいます。年代に関係なく表われる症状ですが、特に痔は一〇代～三〇代に多いですね。病院に行って医師に診てもらうのに抵抗があるといい、症状が進んでからお見えになる方が多いのです。痔は早く治療すると手術をしなくても治せるので、早期に受診されることをおすすめします。実際に来られた患者さんからは『もっと早く来れば良かった』という声を多く聞きますから。また、痔の出血と思っていたら大腸ポリープがあった、という場合もあります。症状、年齢によっては大腸内視鏡検査をおすすめしています。もちろん、検査は私が担当します」

女性のための健康クラブ「銀杏会」

食生活の急激な変化などで大腸がんが増えていますが、何よりも大切なのが予防。そのためには、バランスのとれた食生活や定期検診が必要です。ところが大腸がんの検診となると、女性は羞恥心がともなって積極的とはいえない現状があります。そこで同病院では検査日を男性と女性に完全に分けて行ない、女性の検診は亜佐子先生が担当。検診は主に内視鏡を使って行なわれますが、この内視鏡は精度も上がり、信頼性が高くなっているそうです。

「何より検診が大事です。早期に発見すればがんであっても転移する確率も低く、手術をしなくても内視鏡治療で完治する場合もあります。病巣を発見できなければ治療もできないわけですから検査が大事なのです。内視鏡検査もほとんど苦痛なくできるようになってきました

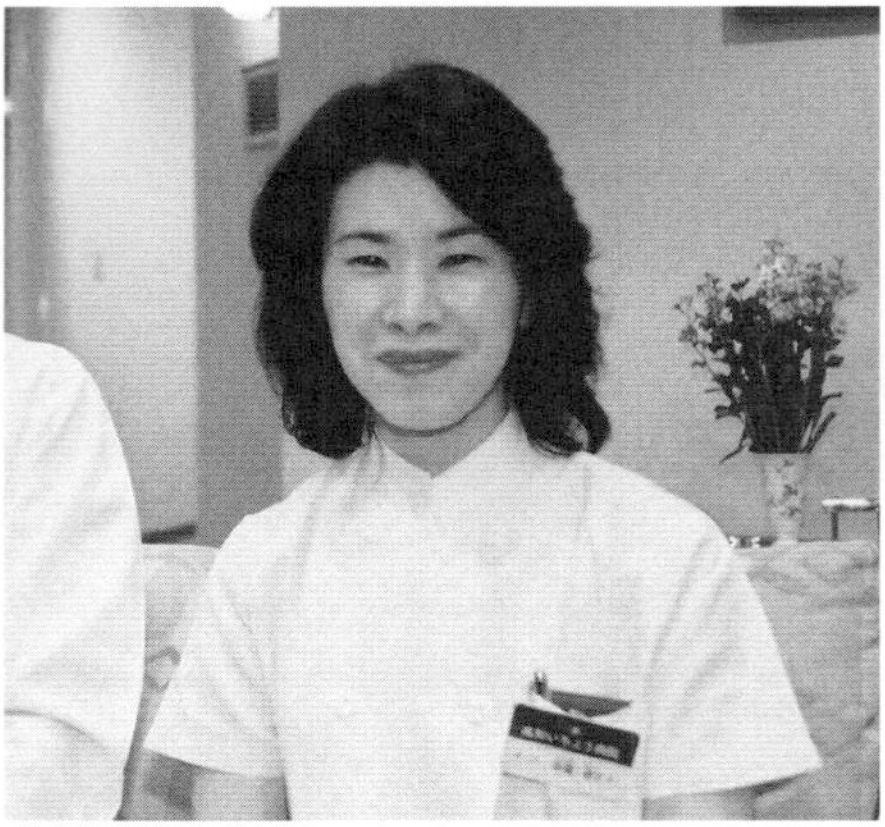

高橋亜佐子先生

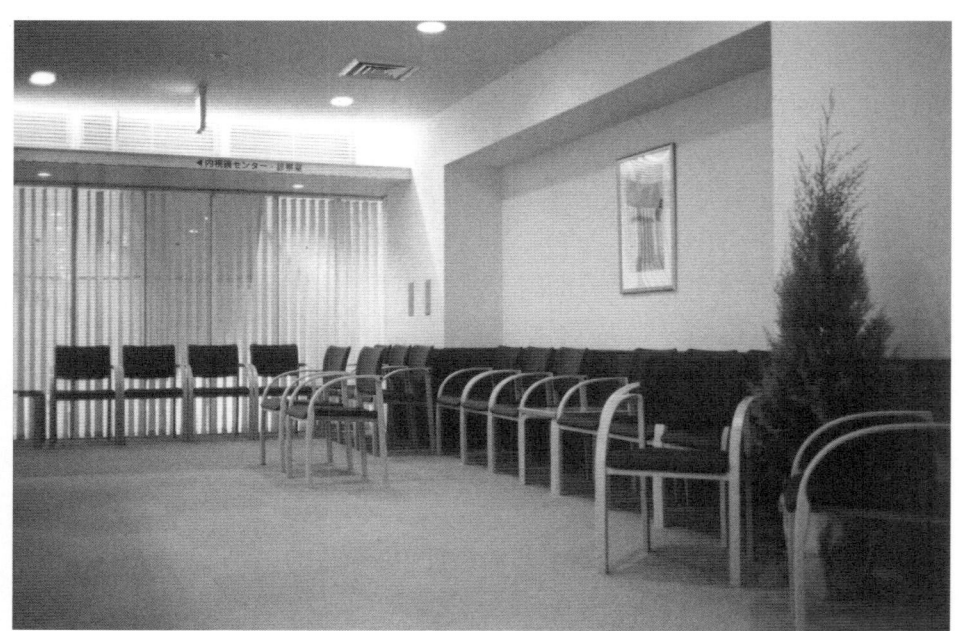

待合室

ので、以前ほど抵抗がないと思います」と亜佐子先生は大腸がん予防の大切さを指摘します。

どんなに医療技術や機器が進歩しても、一人ひとりが医師を信頼し、病院に行きやすい環境がなければ最良の医療は実現しないといえるでしょう。そんな視点で、「高知いちょう病院」では、女性のための健康クラブ「銀杏会」をつくり、講師を招いて講演会や料理教室、体操教室、年一回の検査を開くなど、女性の健康づくりのために多彩な活動を行なっています。気軽に参加できて、病気の予防や早期発見にもつながるため、参加者には喜ばれているようです。

また高知いちょう病院では、女性の健康を応援するため、更年期障害、抗疲労効果、美肌効果など、さまざまな効果のあるプラセンタ注射も行なっています。

◆医師
高橋亜佐子（胃腸科）
◆診療内容
胃腸科、大腸肛門科、内科
保険外でプラセンタ注射
◆診療日時
火14～18時
※予約・紹介状不要
◆所在地
高知県高知市井口町11番地
tel.088-875-8105
◆交通
土佐電鉄「上町五丁目」停留所から徒歩2分、またはJR高知駅よりタクシーで約15分

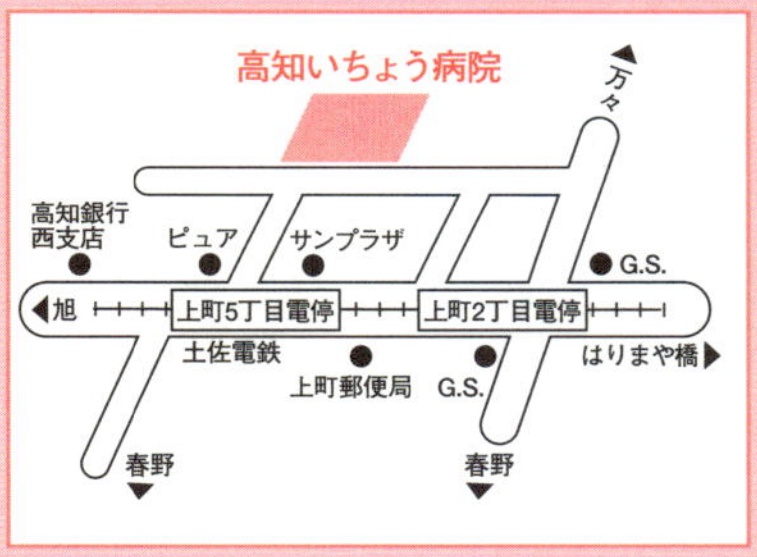

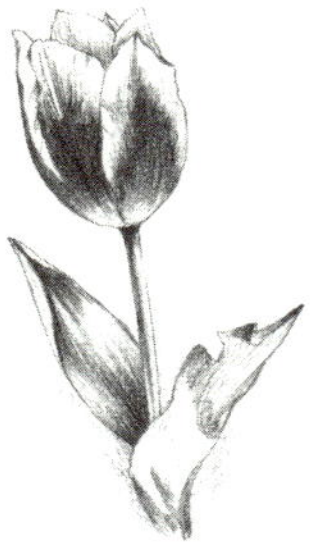

鹿児島大学医学部附属病院「女性専用外来」

○一年五月、日本で最も早く女性専用外来をスタートさせた鹿児島大学医学部附属病院。この先進的な試みを実現させたのは第一内科の八人の女性医師たちの情熱と、それをバックアップしてくれた第一内科教室（鄭忠和教授）の全面的なサポートによるものでした。

日本で最初の女性専用外来

日本の医療は診断、治療においてめざましい進歩を遂げている反面、女性の医療や健康に関するシステムは十分に整備されていないのではないか。鹿児島大学第一内科の女性医師たちは医療の現場に身をおきながら、そんな思いをもち合っていたといいます。新しい女性の医療のあり方を模索していた女性医師たちは、○○年一二月、性差医療に詳しい東京水産大学保健センター所長の天野恵子先生を招いて、セミナーを開催。そこで「男女差に注目した医療＝ジェンダー・スペシフィック・メディスン（GSM）」の概念を理解するとともに、天野先生の話に深い感銘を受け、やがてその感動は行動につながっていきます。

早速、第一内科の女性医師たちは「女医の会（JOYの会）」をつくり、女性医療への取り組みを開始しますが、その意気込みは、大変なものだったようです。普段から同性医師に相談したいという女性患者さんの思いを肌で感じていた女性医師たちは、〇一年五月、日本で初めて「女性専用外来」をスタートさせました。第一内科の女性医師八人で始めたこの女性専用外来について、代表の嘉川亜希子先生はこう語ります。
「私たちが始めた女性専用外来は、複雑で多岐にわたる症状に悩まされている女性の良き相談相手となることが大切だと考えています。その上で適切な医療を提供できればいいのではないでしょうか。ですから、この女性外来は、年代に関係なく、すべての女性を対象とした外来窓口であり、女性患者さんの声をよく聞き、その声にお応えすることによって大きく成長できるのではないかと思っています」

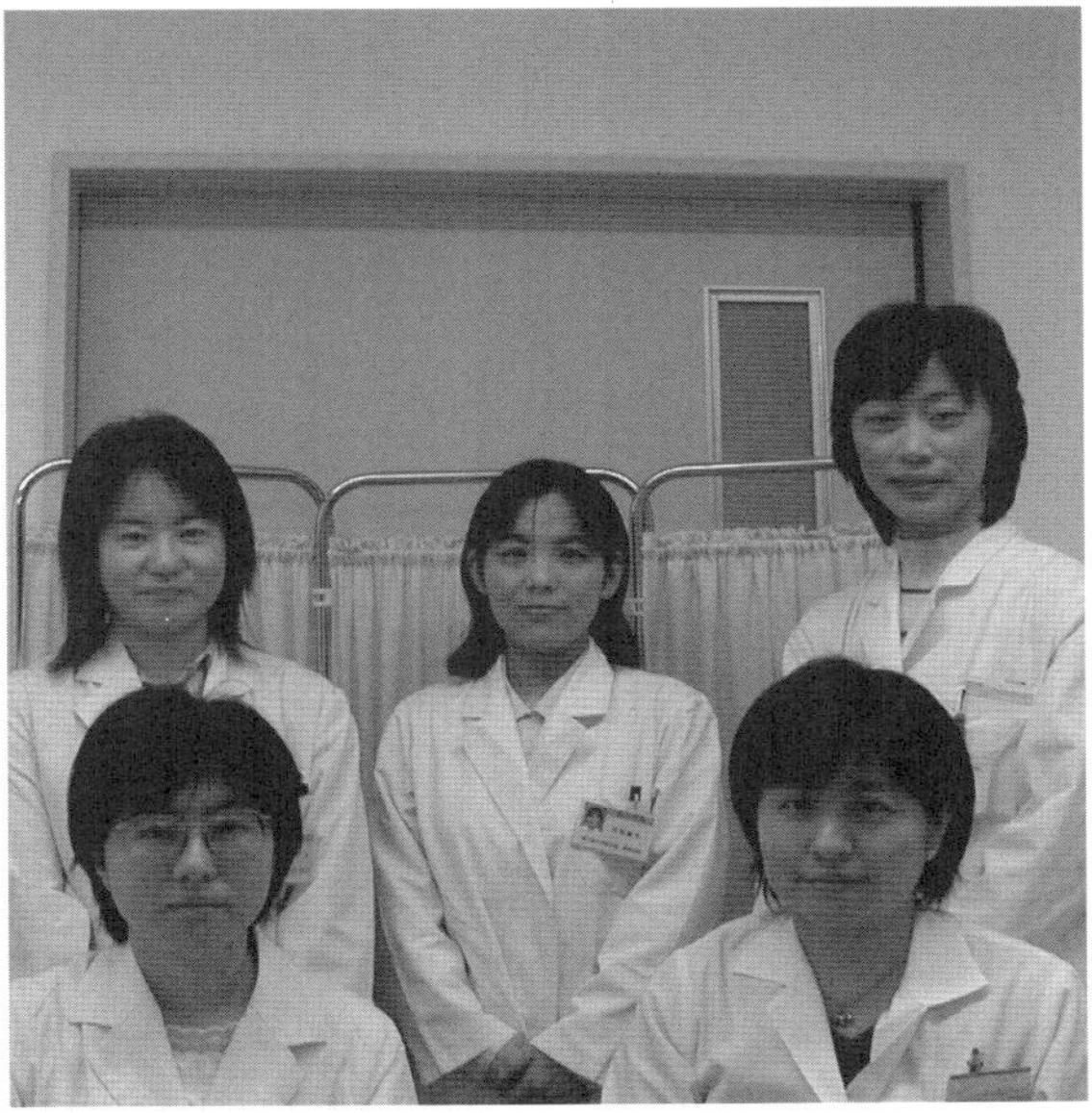

(右前より時計回りに) 嘉川亜希子先生、池田優子先生、吉玉珠美先生、弓削慶子先生、梅原恵先生

患者さんたちの声が励みになって…

女性専用外来を設置しようと準備していた段階での先生たちは、一番多い患者さんは更年期障害の人たちではないかと予想していたようです。ところがいざ外来をスタートさせてみるとその予想に反して約半数が、一〇～三〇代の若い女性たちだったといいます。症状としては、月経異常を含めた婦人科疾患とうつ症状、神経症状を訴える患者さんが半数を占め、他の症状としては、動悸、めまい、耳鳴り、脱毛、排尿障害など多岐にわたっています。

内科疾患ではいろいろな症状を訴える患者さんが多く、当然ほかの科や院内外の産婦人科、心療内科、泌尿器科、皮膚科などと連携しなければならないケースがあるようです。そんなときは女性外来の趣旨を理解してもらい、できるだけ女性医師にかかれるように紹介しているとのことですが、院外に紹介する場合は担当が男性医師になる場合もあるようです。

女性外来の先駆けとして歩んできた二年。運営に関わってきた先生たちにはさまざまな試行錯誤があったといいます。しかしこの女性専用外来を通して患者さんたちから寄せられる声が、先生たちの大きな励みになっているのも事実。

「同性なので話しやすいと語る患者さんや、話をゆっくり聞いてもらえて嬉しいとおっしゃる患者さんたちが多いのです。受診して良かったと言って下さる患者さんもいます。こうしたお声を聞くと、私たちの女性外来が少しでも女性のお役に立っていると実感できて、私たち自身も嬉しくなります」と嘉川先生。女性外来の評判を聞きつけたのか、「女医さんに診てもらいたい」と訪ねて来た男性の患者さんもいたそうですが、それは丁重にお断わりしたとのこと…。

〇一年一二月からは、鹿児島大学第一内科の女性医師たちが協力して、錦江湾を隔てた鹿屋市でも女性外来が始まっています。鹿児島市からフェリーと車を乗り継いで片道約二時間。でも「患者さんに喜んでもらえると、疲れも吹き飛びます」と、先生たちは、新しい医療へ取り組む意欲に溢れているようです。

◆医師
第一内科女性医師8名（専門は循環器・内分泌・甲状腺・糖尿病・呼吸器）が交代で担当

◆診療内容
対象者は女性。症状は問わない

◆診療日時
火9～12時
※完全予約制／月～金9～17時に第一内科医局（tel.099-275-5318）まで電話予約。紹介状ない場合は初診料約2,700円が必要となる

◆所在地
鹿児島県鹿児島市桜ヶ丘8-35-15
tel.099-275-5111

◆交通
鹿児島交通バス14番線大学行き
市バス18番線桜ヶ丘行き

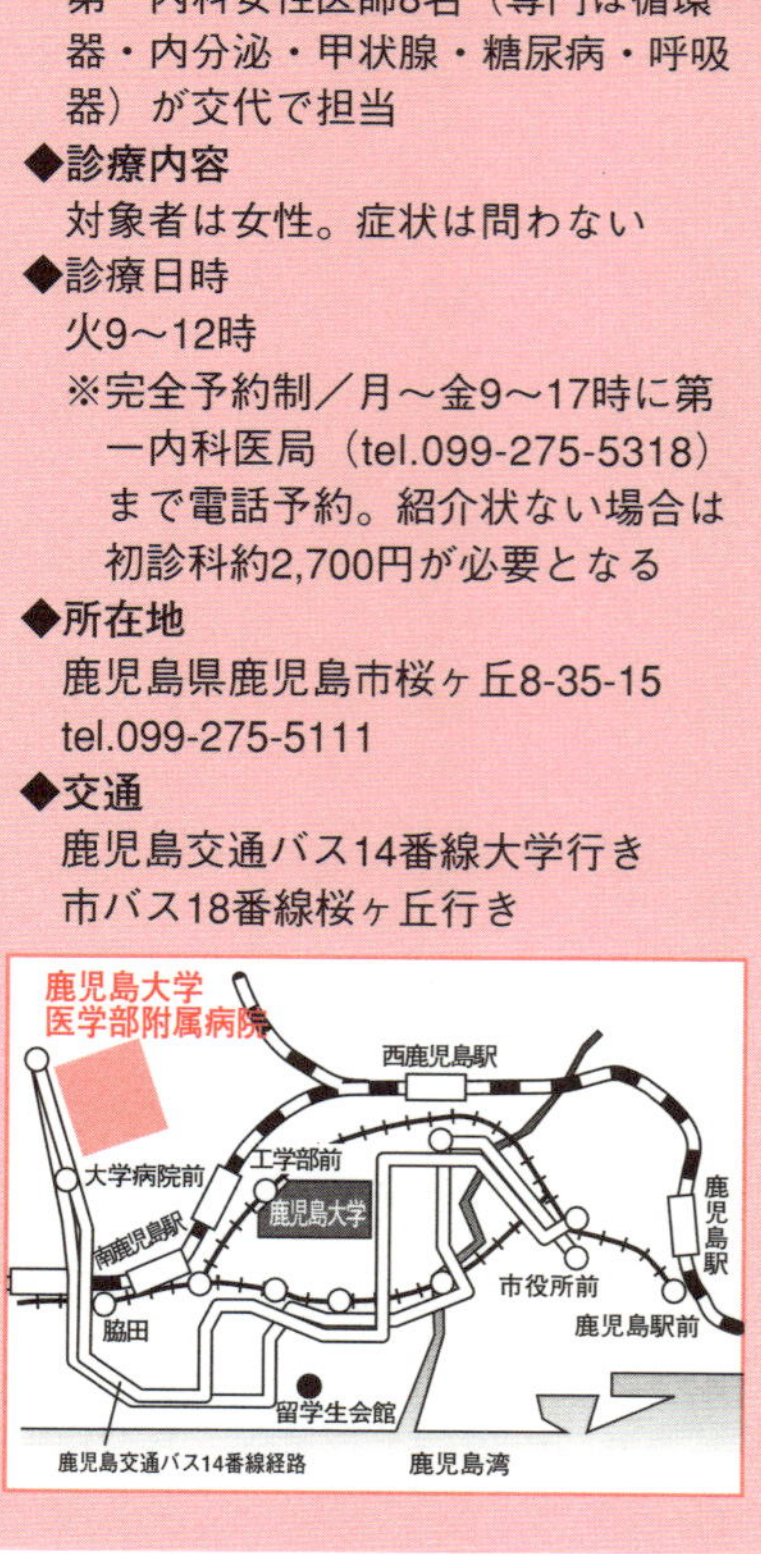

福岡大学病院　第二外科「女性患者専門外科外来」

乳腺や大腸、肛門病変といった、受診に羞恥心が伴う部位の疾患を対象とした女性専用外来です。

女性にとって乳腺や肛門周辺の診察は、ただでさえ羞恥心が伴うもの。それが男性医師による診察となるとなおさらです。

福岡大学第二外科では、そうした女性受診者の気持ちに配慮し、女性が男性医師の診察を受けることがためらわれる部位の疾患を対象とした女性専用の外来を設けました。この外来の目的はがんの早期発見・治療にあり、自覚症状のある人や、がん検診の結果、要精密検査となった女性が対象。自覚症状があるにも関わらず恥ずかしさが邪魔をして病院受診に決心がつかないといったことがないよう、最初の窓口として機能するよう、設けられたものです。

診察を担当するのはすべて女性医師。基本的に週三回設けられている診察時間を、二～三名の医師が交代で担当しています。今後は産婦人科、放射線科、泌尿器科などの女性医師とも連携をとりながら、女性受診者の立場に立った医療の提供を目指します。

◆医師
馬場美樹（火、木、第2・4土）
岩谷泰江（火、木、第3・5土）
◆診療内容
女性医師の診察を希望する乳腺、大腸肛門疾患の、基本的に自覚症状を有するか検診で要精密検査の女性
◆診療（受付）日時
火・木13～15時
土9～11時（第1土は休診）
※基本的に予約不要
◆所在地
福岡県福岡市城南区七隈7-45-1
tel.092-801-1011
◆交通
西鉄バス「福大病院前」バス停下車

静岡県立静岡がんセンター「女性センター」「女性病棟」

〇二年九月開院の静岡がんセンターには、乳腺疾患、婦人科疾患などを対象とした女性専用外来と病棟が設置されます。

静岡がんセンターは静岡県のがん対策の中枢を担う高度専門医療機関として、〇二年九月に開院します。「患者の視点を尊重したがん診療の推進」を基本理念のひとつとして掲げ、女性の患者さんの視点を追求した結果、外来には『女性センター』、病棟には『女性病棟』を設けることになりました。

『女性センター』は患者さんのプライバシーが守られるよう外来フロアの一番奥のエリアに設けられ、「マンモグラフィー（乳房X線撮影）」や早期乳がん（非浸潤がん）診断のための「マンモトーム生検（X線ガイド下針生検システム）」が受けられるようになっています。『女性病棟』は病棟最上階に設けられ、フロア全体が女性専用の病棟。女性患者さんのケアを熟知した看護師のもとで、療養生活を送ることができるように配慮してあります。なお、女性センターや女性病棟は、女性らしさをコンセプトとし、桜色を基調とした内装が取り入れられています。

◆**医師・看護師**
乳腺外科：内田惠博（部長）
他2名
婦 人 科：山田義治（部長）
他3名
女性病棟：石出恵子（看護師長）

◆**所在地**
静岡県駿東郡長泉町下長窪1007
tel.055-989-5222（代）

◆**受診方法**
原則として紹介制

◆**交通**
JR三島駅北口より車で約15分、またはJR三島駅南口より富士急三島バスで30分
※開院時、JR御殿場線新駅「長泉なめり駅」開業予定

山口大学医学部附属病院「女性内科」

「女性のための医療」をキーワードに、専門の枠を越えて医療職が集結。

山口大学医学部附属病院では、〇二年夏、女性を対象に、内科、産婦人科、乳腺専門外科、精神神経科などの専門の女性医師が診察を担当する外来「女性内科」を開設します。

初潮と閉経を節目として大きく変わる女性の体の生理は、いろいろな面で男性とは異なります。性差を考慮に入れ、診断のための検査や治療方法など、女性の患者さんが納得し、選択できる医療を提供することを目標として掲げています。

医師以外に、看護師、薬剤師、栄養士、健康運動指導士、臨床検査技師など多くの医療職のスタッフが専門の立場から、また女性の立場からアドバイスできる組織になる予定です。予防の段階から病気の診断・治療まで、そこに行けば何でも相談できる、女性のための女性外来を目指しています。

◆担当
女性医師（内科、産婦人科、外科、精神科)、看護師、助産師、薬剤師、栄養士、健康運動指導士、臨床検査技師
◆所在地
山口県宇部市南小串1-1-1
◆交通
JR宇部線宇部新川駅より徒歩10分

【開設時期】
2002年夏予定

第４章
全国の頼れる女性医師たち

女性の心と体のケアに、積極的に取り組んでいる
女性医師を紹介します。
ここでご紹介する女性医師は、
編集部が編集協力を依頼してご了解いただいた方と、
さらにその先生からご推薦いただいた女性医師で構成されています。
ご紹介できなかった先生の中にも、
ご活躍中の女性医師は大勢いらっしゃいます。
各地域で頼れる女性医師の情報を得て、
心や体のことを相談できる“かかりつけ医”をもつことを
おすすめします。

産科・婦人科

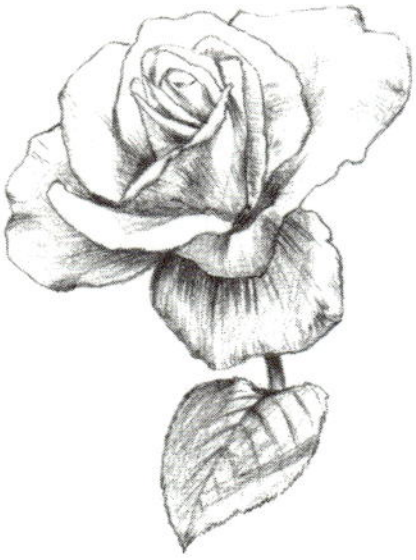

北海道
札幌市

藤井美穂 先生〈産婦人科〉

札幌医科大学附属病院（産婦人科）

「医師から患者さんへの一方通行の医療ではなく、両者で構築していく診療を目標にしています」と話す藤井先生は、産婦人科で子宮内膜症、生殖医療、腹腔鏡下手術を中心に診療しています。

不妊治療は体外受精・胚移植など高度医療を含めた診療内容に加えて、不妊や反復流産に伴う悩み・質問に対しては外来診療時間以外に時間を設け、説明・対応しています。また、思春期疾患にも力を入れており、毎週月曜に「思春期専門外来」を開設。ほかの女性医師も加えて診断精査・ホルモン治療・手術などを行なっています。

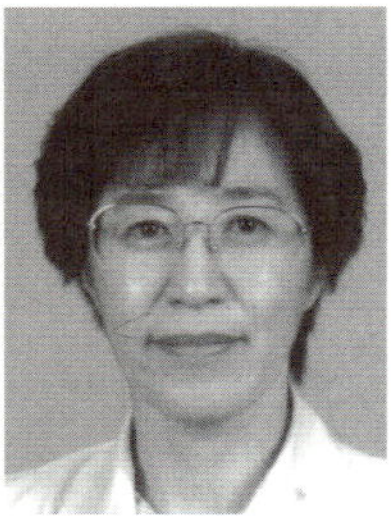

◆診療日時
9～11時受付
［思春期専門外来］月
［不妊症外来］月～金
◆受診方法
紹介状不要
◆所在地
札幌市中央区南1条西16丁目（地下鉄東西線西18丁目駅）
tel.011-611-2111

北海道
札幌市

堀本江美 先生〈産科・婦人科〉
川島産婦人科医院（副院長）

「自分の体について知るメリットは大きいです。心配なことがあれば、ためらわずに受診して下さい」と話す堀本先生は、産婦人科を専門とし、お産や子宮内膜症、子宮筋腫、更年期障害などの治療に力を入れています。

川島産婦人科医院は女性が生涯において付きあっていけるプライベートクリニックとなれるよう、女性の立場に立ち治療方針を決めていくなど、女性に優しい医療を心がけている病院。プレママ教室、離乳食教室、マタニティ・ヨガ教室も開催し、健康教育にも力を入れています。

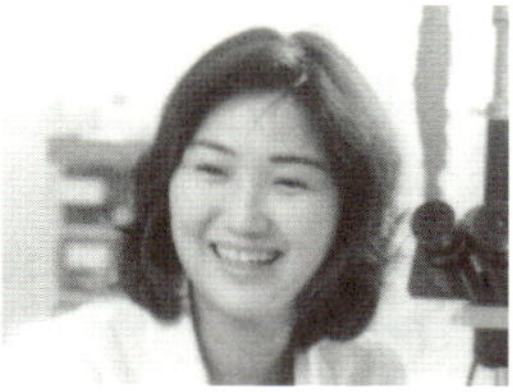

◆診療日時
月・金10～19時
火・水・木・土
10～12時30分
◆受診方法
紹介状不要
◆所在地
札幌市東区本町2条5-2-4
（地下鉄環状通東駅より
バス東60・62・67・69
で「本町2の6」または
「札幌小前」停留所下車）
tel.011-781-1955

宮城県
仙台市

古賀詔子 先生〈産婦人科〉
婦人科クリニック古賀（院長）

緑あふれる仙台の閑静な住宅街に位置し、女性スタッフによるあたたかく親切な応対を心がけているクリニック。

院長の古賀詔子先生は産婦人科を専門とし、思春期の月経不順、月経痛、また月経前のイライラいわゆる月経前緊張症や、のぼせ、不眠、うつ症状を抱えた更年期障害の方の治療に力を注いでいます。また、インフォームドコンセントを徹底。患者さんの話をしっかりと聞くよう心がけています。「誰にも相談できずにひとりで悩んでいらっしゃる方、気軽に婦人科をお訪ね下さい」と古賀先生は話します。

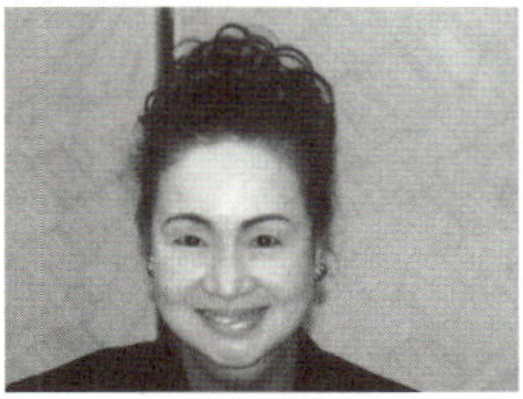

◆診療日時
月・水・木・金
9～12時・14～17時30分
火14～17時30分
第1・3土9～11時30分
◆受診方法
紹介状不要
◆所在地
仙台市青葉区柏木2-5-12
（仙台駅から子平町経由北
山行き市バス「星稜町」
バス停下車徒歩5分）
tel.022-234-9086

宮城県
仙台市

角田千恵子 先生〈産婦人科〉

角田千恵子レディースクリニック（院長）

院長の角田千恵子先生は「思春期の女性、働いている女性、更年期を迎えた女性など年代を問わず、自分の体を良く知ることが自分の夢を実現したり、生活を楽しくすることにつながります。ですから少しでも気になることがあったら、まず相談していただきたいのです。体のことは共通する部分とその人固有の部分がありますから」と語ります。信頼できるかかりつけ医に相談しながら自分の体をよく知っていくことが健康管理のポイントといえそうです。

また、ご主人が院長を務める角田胃腸科内科クリニックが併設されています。

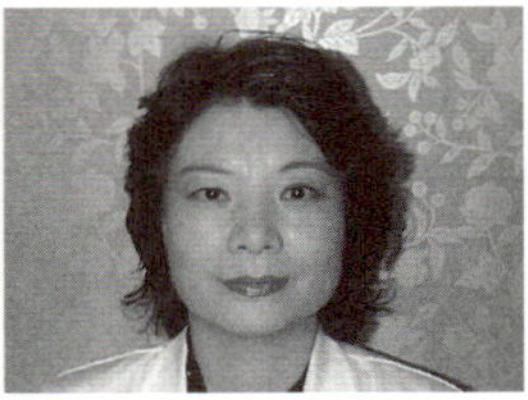

◆診療日時
月・火・金
9～12時30分・14～17時
水14～18時
土9～12時30分
◆受診方法
紹介状不要
◆所在地
仙台市若林区大和町1-1-15（JR仙台駅バスプール5番乗場から「大和町1丁目」バス停前）
tel.022-783-8612

宮城県
仙台市

村口喜代 先生〈産婦人科〉

村口きよ女性クリニック（院長）

思春期学、性医学、更年期医療が専門の村口先生は「気軽に相談、受診していただくために工夫や配慮をしていますが、まず患者さんがご自分の体のことを自分の言葉で語ることが大事です。形式ばった質問でなく、自然に患者さんがご自分のことを話せるよう心がけているつもりです」と話します。一方で医師も患者さんが納得できる説明をすることが必要だとも村口先生は指摘します。その上で「自分の体、健康は誰のものでもない。ご自分の責任において守り、管理することが大切です。私たちはそれをお手伝いしているのですから」とアドバイスします。

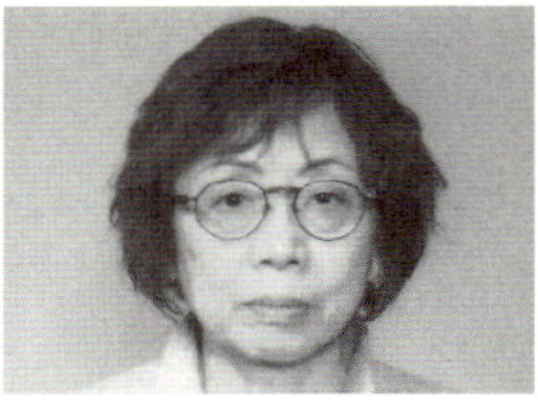

◆診療日時
月・金9～12時30分・14時30分～18時
水・木9～12時30分・14時30分～17時
土午前のみ
◆受診方法
初診は予約なし
紹介状不要
◆所在地
仙台市宮城野区榴岡4-2-3（JR仙台駅東口より徒歩5分）
tel.022-292-0166

秋田県
秋田市

針生峰子先生〈産婦人科〉

福峰会 針生産婦人科・内科クリニック（院長）

院長の針生峰子先生は、産婦人科を専門とし、中でも生殖内分泌学、不妊症学、思春期・更年期医学に力を入れています。「一人の女性の心と体をトータルで診る全人医療を心がけています」と語り、診療でも患者さんの満足度を高めるため、さまざまな試みを行なっているといいます。

「近代めざましい進歩を遂げた西洋医学と、長い伝統をもつ東洋医学を融合した医療が私の理想です。これからは平均的医学でなく、それぞれの人に合った個の医学が求められてくると思います。そういった観点からも漢方医療にも力を入れています。こうした方法によって患者さんの側に立った全人医療が少しでも実現できるのではないかと考えるからなのです」

より総合的に、全人的に一人の患者さんを診たいという針生先生は次のようなアドバイスをします。「月経異常や不妊症の治療を希望される方は、基礎体温をつけて持参されることをおすすめします」

また「女性の平均寿命は八四歳まで延長しています。閉経後約三〇年間、若さを保ち、美しく、生き生きとした人生が送れるようにお手伝いしたいと思います」とも語ります。

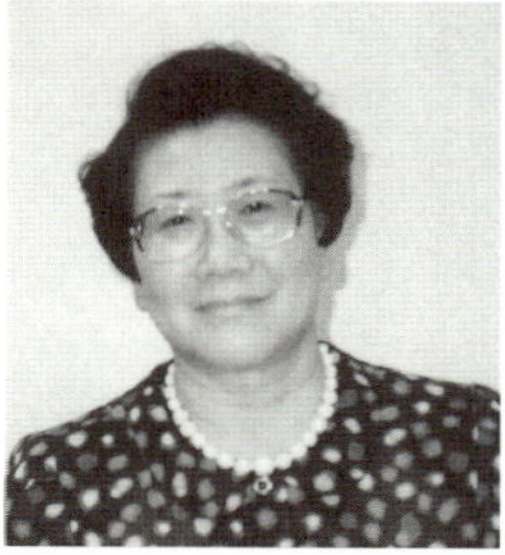

◆診療日時
月・水・土9時30分～18時
火・金9時30分～20時30分
（受付は終了時間1時間前まで。12時30分～14時は昼休み）
◆受診方法
紹介状不要
◆所在地
秋田市広面字近藤堰添49-1
（JR秋田駅よりタクシー5分／三吉神社バス停、広面小学校近く。秋田恵みキリスト教会隣り）
tel.018-832-6663

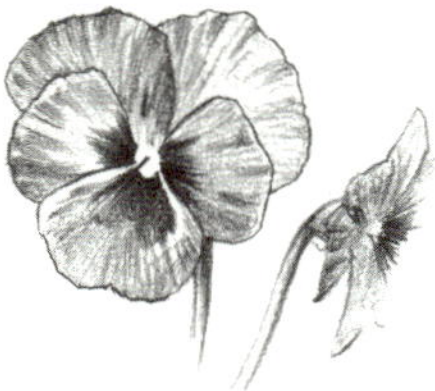

山形県
山形市

伊藤真理子 先生〈産婦人科〉

篠田総合病院（産婦人科・医長／医学博士）

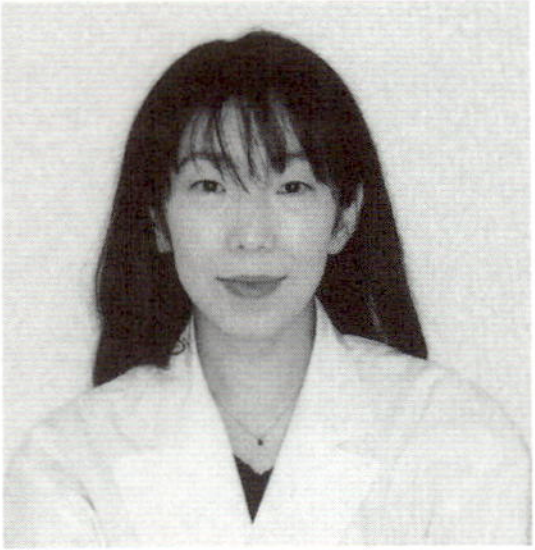

◆診療日時
月・火・水・金9～13時・14～17時（初診受付は11時まで。午後は完全予約制）
木14～17時
※木午前は山形大産婦人科の倉智博久教授による「更年期／腫瘍外来」。土午前は山形大女性医師の診察

◆受診方法
初めての方は予め電話で医師診察日の確認を。紹介状は不要（転居などの方は紹介状があると前の治療がわかりありがたい）

◆所在地
山形市桜町2-68（JR山形駅東口より徒歩3分）
tel.023-623-1711

※検診・手術・母親学級などで休診となる午後もあるため、原則として午後外来は予約制
※学生や働く女性も来院しやすいように夕方診療も行なっている。また、働く妊婦さんの診察も都合に合わせている。母親学級なども個別に行なうので相談を
※診察中、病院併設の保育所に子どもを預けることも可能（無料）

「産婦人科医師として、女性が一生涯健やかに過ごせるように心を砕いております」という伊藤先生の専門は産婦人科全般。山形県は人工妊娠中絶率が高いことを憂慮し、性感染症や避妊について県内の中学、高校などで話をするほか、山形大学医学部附属病院で長年、体外受精（顕微受精）を含む不妊治療に携わっていたため、不妊治療にも力を入れています。

篠田総合病院は外科専門医の乳房検診やマンモグラフィー、脊椎骨密度測定を含め更年期治療（ホルモン療法）の体制も万全。思春期、マタニティーブルーなどには精神心療科の女性カウンセラーとも協力して対応します。また山形大附属病院より全面的バックアップを受け、大きな手術や体外受精が必要な場合、ハイリスク妊娠や、新生児治療が必要な場合などは連携して治療を進めます。

「婦人科の診療だけはできれば女性医師に、という方が大勢いらっしゃいます。山形県でもまだまだ女性医師は少ないのですが当院の産婦人科では分娩、外来診察ともにいつでも女性医師の診察を受けることができます。遠慮なくご相談下さい」と伊藤先生。ホルモン補充療法やピルについても各人に適切な種類を選択、漢方薬治療も積極的に行なっています。

福島県
福島市

野口まゆみ 先生〈婦人科〉

西口クリニック婦人科

同クリニックは外来診療のみで、原則的に妊婦検診は行なっていないといいますが、野口先生のほか本多静香先生など二人の女性医師が診療にあたっていることから若い患者さんも多く、また夜七時まで診療しているため、働く女性の受診も多いようです。

思春期外来と更年期外来に力を入れている野口先生は「女性ホルモンの働きでダイナミックに変化する女性特有の体のしくみをよく知ることが大切だと思います。そして常にご自分の健康に関心を持ち続けて下さい。いつまでも若々しくあるために!」と話します。

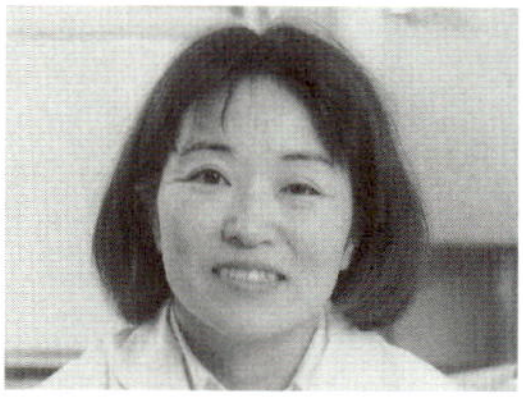

◆診療日時
月または土9時30分〜12時30分・14〜16時
火・木16〜19時
水・金9時30分〜12時30分・14〜16時
◆受診方法
予約・紹介状不要（前医がある場合は経過がわかるほうがよい）
◆所在地
福島市太田町12-20（JR福島駅西口より徒歩2分）
tel.024-525-6388

茨城県
水海道市

大谷早百合 先生〈婦人科〉

きぬ医師会病院（婦人科・医長）

きぬ医師会病院は筑波大学の関連病院のひとつです。他科間の連携も良く、総合的な診断・治療が可能。MRIなどの放射線科診断施設も充実していま す。また、必要な場合には筑波大学附属病院などへの紹介も行なっているといいます。

婦人科の医長を務める大谷先生は、日々の診療の中で、思春期から更年期、老年期の女性のさまざまな不安や相談に対して、「わかりやすい説明」を心がけているそうです。その上で「自分で納得のできる病院を選びましょう」と受診者にアドバイスを送ります。

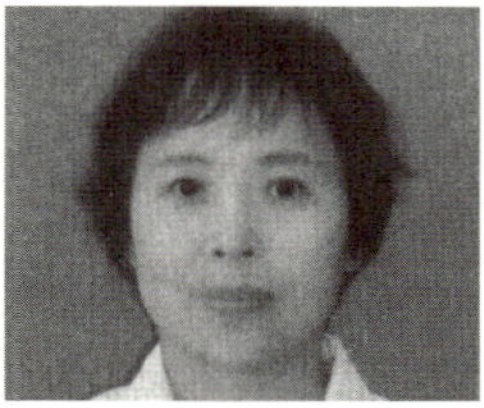

◆診療（受付）日時
月・火・水・木・金
8時30分〜11時30分
火・金14〜15時30分
◆受診方法
電話予約可
紹介状不要
◆所在地
水海道市新井木13-3（関東鉄道水海道駅より土浦・筑波大学病院・上郷・藤代行き関東鉄道バス「きぬ医師会病院」バス停下車）tel.0297-23-1771

茨城県
岩瀬町

田中奈美 先生〈産婦人科〉

県西総合病院（産婦人科）・筑波大学付属病院（婦人・周産期グループ）

県西総合病院は地域密着型の総合病院。産婦人科は自然分娩、母乳育児の推進、体外受精も含めた不妊治療を特徴としており、年間分娩数は約二〇〇件。七人のベテラン助産師を中心に、妊娠初期から産後まで、きめ細かなケアをモットーとしています。

特に母乳育児に関しては妊娠中・産後ともに助産師による個別でのカウンセリングを実施しており、育児全般にわたって相談できると好評。現在、母乳外来の開設に向けて準備中です。

体のみならず、精神的なケアを大切にしたいといつも思っているという田中先生は、産婦人科全般の診療を担当。中でも産科では母乳育児の推進、婦人科では不妊症や更年期のほか、避妊カウンセリング、セックス・カウンセリングに力を入れています。

「女性が心身ともに健康に生きていくために何かお役に立てたらと思います。受診しにくいイメージの産婦人科ですが、体の変化に気付いたら早めに受診して下さい」と話します。

また田中先生は、毎週月曜日には、つくば市にある筑波大学付属病院にて、性に関する悩みを受ける専門外来「セクシャル・ヘルス・ケア外来」を担当しています。

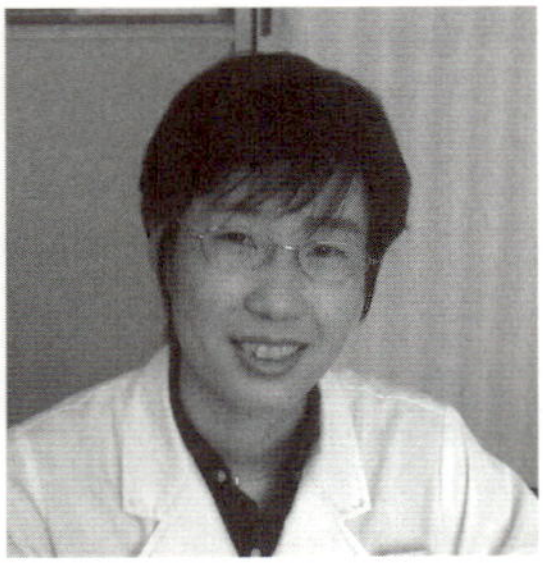

【県西総合病院】
◆診療日時
火・木9～12時
金13～16時
◆受診方法
予約・紹介状は不要
◆所在地
西茨城郡岩瀬町鍬田604
（JR水戸線岩瀬駅より徒歩15分）
tel.0296-75-3171

【筑波大学付属病院】
◆診療日時
月14～16時
◆受診方法
要電話予約
◆所在地
つくば市天久保2-1-1
（JR常磐線土浦駅より関東鉄道バス筑波大学方面行きなどで「筑波大学付属病院前」バス停下車）
tel.0298-53-3879

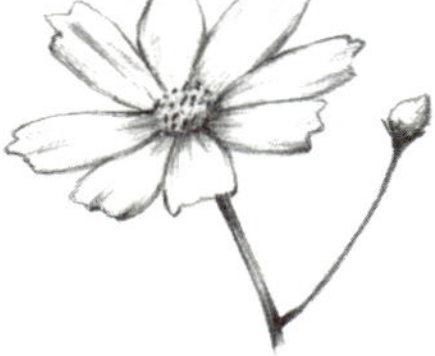

栃木県
氏家町

伊野田法子先生〈産婦人科〉

大草レディスクリニック

伊野田法子先生は、産婦人科で、特に思春期外来に力を入れています。

「思春期のさまざまな心の悩みや体のトラブルに対して、思春期の専門外来を行なっています。外来に専門外来日を提示することにより、受診しやすくなっているのではないでしょうか。また、一般外来では産婦人科全般にわたって診察していますが、妊産婦のケア、避妊指導、更年期のケアまで、生涯にわたって女性が生き生きと暮らせるための、診療と保健指導に特に力を入れて取り組んでいます」と伊野田先生。

◆診療（受付）日時
［一般外来］
月・火・水・金
9〜11時30分
［思春期外来］
水15〜16時30分
◆受診方法
上記診療時間内にまず受診を
◆所在地
塩谷郡氏家町氏家2190-5
（JR氏家駅西口より徒歩10分／国道4号線沿い）
tel.028-682-3000

栃木県
壬生町

望月善子先生〈産婦人科〉

獨協医科大学（産科婦人科・講師）

獨協医科大学の産科婦人科で講師を務める望月善子先生は、生殖内分泌学（ホルモンなど）を専門としています。

中高年や思春期の女性を対象とした思春期・中高年外来を担当しており、特に、中高年のメンタルケアを含めた管理・治療と、若年女性の内分泌障害の治療に力を入れています。

また同大学病院の産婦人科では、毎週月曜の午前中に女医外来を開設。男性医師による診察にためらいを感じる方などを対象に、女性医師が診察を担当しています。

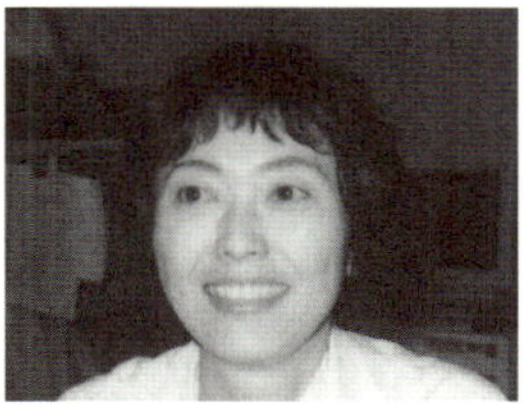

◆診療日時
［女医外来］
月午前
［思春期・中高年外来］
水午前、金午前・午後
◆受診方法
初診・再診とも予約制
要電話予約
◆所在地
下都賀郡壬生町北小林880
（東武宇都宮線おもちゃのまち駅よりバス3分）
tel.0282-86-1111

群馬県
前橋市

家坂清子 先生〈産婦人科〉

清和会 いえさか産婦人科医院（副院長）

家坂清子先生は、若い女性や中高年女性の力になるために、思春期外来や更年期外来に力を注いでいます。「来院される前に一人で悩んでいる方が多くいらっしゃいますが、まず相談することが大切です。相談していただけば、一人ひとりの生活環境や体の特徴に対応した診療ができるのですから。自分の健康を守るためにはためらっていてはいけません」とアドバイスします。生理痛や避妊、性感染症、更年期症状など、何か気になることがあったら、できるだけ早い段階で身近な医師に相談することが解決につながるといっていいでしょう。

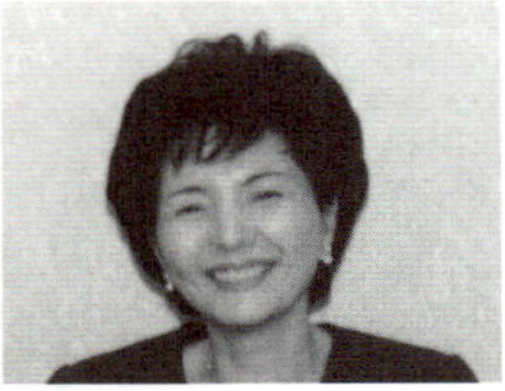

◆診療日時
月～土
（木・土は午前のみ）
◆受診方法
予約・紹介状不要
◆所在地
前橋市表町2-9-2
（JR前橋駅より徒歩3分）
tel.027-224-1144

千葉県
千葉市

大川玲子 先生〈産婦人科〉

国立千葉病院（産婦人科・医長）

産婦人科心身症を専門とする大川玲子先生は、思春期の月経異常や更年期障害などの身体症状が原因で、ストレスや心理的な問題を抱えている患者さんへの対応に、力を入れています。

また、性医学にも力を注いでおり、「性についての悩みは、生きる上での本質的な問題を含んでいると思います。悩む人に悩む勇気をもって欲しい、そのための発信をしていきたいと思っているのです」と話す大川先生。日々の診療では対話を大切にし、できるだけ患者さんに納得してもらえるように心がけているそうです。

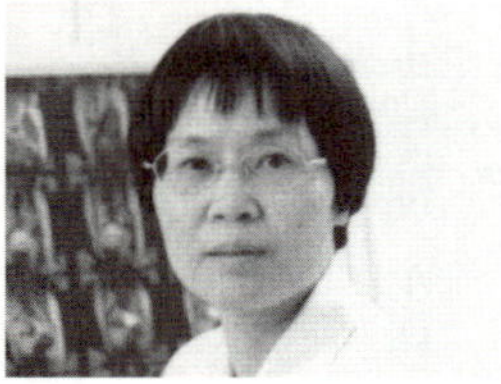

◆診療（受付）日時
［一般外来］
月・金8時30分～11時
◆受診方法
上記以外は要予約
◆所在地
千葉市中央区椿森4-1-2
（JR総武線千葉駅より徒歩15分または東千葉駅より徒歩8分、またはモノレール千葉公園駅より徒歩1分）
tel.043-251-5311

東京都
荒川区

吉田医院

網野幸子先生〈産婦人科〉

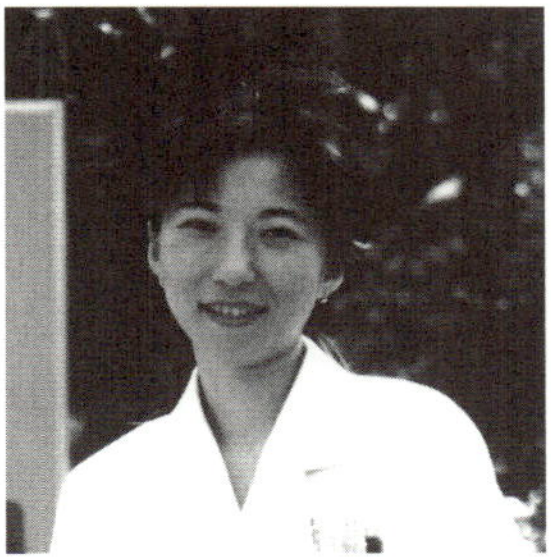

◆診療日時
火・木
9～16時
◆受診方法
予約・紹介状不要
◆所在地
荒川区東日暮里4-36-23
（JR山手線鶯谷駅北口より徒歩7分）
tel.03-3891-5760

内分泌学が専門で、思春期の女性の生理、おりものにともなう悩みなどの相談、治療さらには閉経後の心身のケアにも対応しているのが産婦人科の網野幸子先生です。

「産婦人科は初めてでない方でも来づらい科のひとつといえるでしょう。ましてや若い女性、初めての方には抵抗があるかもしれません。しかし、産婦人科だからといって、必ずしもすぐ診察台に乗るわけではないのです。ですから、不安を抱いているより相談するつもりで早めにいらしていただきたいと思います」と語ります。

産婦人科をあまり固定的なイメージでとらえず、もっと身近な存在として考えて欲しいと、網野先生はいいます。

「まず来られたらゆっくりお話をし、徐々に慣れていただきます。そうすることで何でも相談できるパートナーになれればと思います。現在まったく症状のない方でも結婚・妊娠を考えて、あるいは何かをきっかけにして、子宮がん検診や子宮や卵巣などに異常がないかどうかを定期的にチェックしておくことが大事なことだと思います」とも網野先生はアドバイスしています。

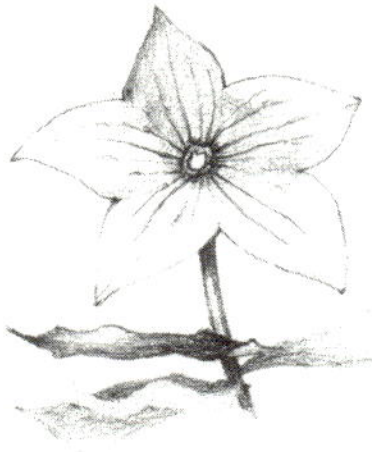

東京都
新宿区

安達知子先生〈産婦人科〉

東京女子医科大学病院（産婦人科・助教授）

同病院には糖尿病・心臓血圧・消化器・脳神経・腎・周産期センターなどが備わり、それぞれの専門科で最高水準の診療が行なわれています。日本で一番女性医師の多い大学病院だけに、どの科にもベテランの女性医師がおり、さまざまな合併症を抱えた方でも、産婦人科領域を含めて総合的でハイレベルな女性医療を受けることができます。産婦人科全般、特に不妊症の治療に力を注いでいる安達知子先生は「産婦人科医をかかりつけ医としてとらえ、ご自分の体のことを気軽に相談して下さい。女性として同じ目線で健康を守っていきましょう」と語ります。

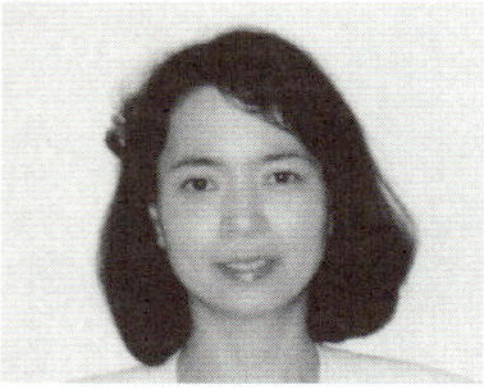

◆診療（受付）日時
8時30分～11時・12時30分～14時／月午前初診、月・金午後不妊内分泌外来、木午前産科
◆受診方法
月午前の初診は自動的に安達先生が担当。紹介状はあるほうがよい
◆所在地
新宿区河田町8-1（地下鉄大江戸線若松河田駅より徒歩3分）
tel.03-3353-8111

東京都
立川市

井尾裕子先生〈産科・婦人科〉

井上レディスクリニック（理事長・院長）

乳がんのプライマリーケアや婦人科ドックに力を入れる井尾先生のモットーは、親身な医療。アメニティやセキュリティを重視した院内にはプール、スタジオも完備しています。出産は安心して安全に産む「安産」を目指し、自然分娩を基本に希望により立ち合い分娩、和痛分娩も行ないます。婦人科では一般外来のほか婦人科ドック、特殊専門外来として不妊、漢方、更年期、思春期など各種カウンセリングにも力を入れています。また寝たきりの方の看護やホスピスケアなどの在宅医療にも力を注ぎ、女性の生涯にわたる「かかりつけ医」を目指しています。

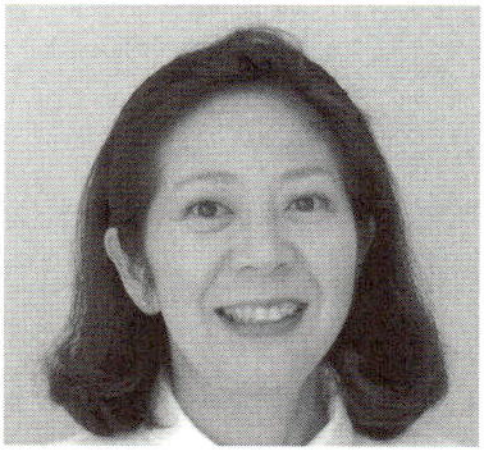

◆診療日時
月～木・土9～12時
金15～17時
※火、木、第1・3土は産科のみ。第2・4土は婦人科のみ。詳しくは受付まで
◆受診方法
初診は予約なし
◆所在地
立川市富士見町1-26-9（JR西立川駅より徒歩7分）
tel.042-529-0111

東京都
国分寺市

石川てる代 先生〈産婦人科〉

陽光会 石川てる代ウィメンズクリニック（理事長・院長）

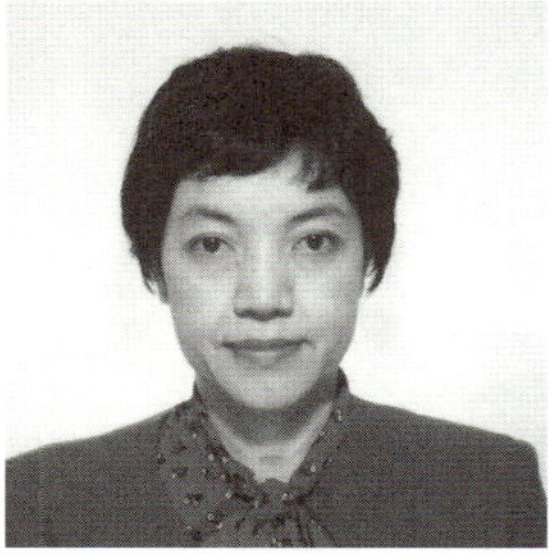

◆診療日時
月・火・水・金
9〜12時・15〜18時
◆受診方法
初診予約はなし
紹介状は不要
◆所在地
国分寺市南町3-1-28
（JR中央線・西武線国分寺駅南口より徒歩4分）
tel.042-324-9661

石川てる代ウィメンズクリニックは外来診療のみで、入院や分娩、さらには体外受精を希望する受診者には他の病院を紹介しているといいます。

院長の石川てる代先生は産婦人科を専門とし、子宮がん検診、更年期障害、不妊治療に力を注ぎ、漢方を取り入れた診療も積極的に行なっています。また不妊治療では人工受精までの治療を行なっており、不妊で悩む多くの多く患者さんの相談に対応してきたといいます。

何でも気軽に相談できるクリニックを目指す石川先生は「『変だな』と思う症状があったら、放置しないことが大切です。受診する勇気がなければ、まず電話で問い合わせてもいいのですから。特に不妊の心配があったら早い方がいいですね」と、相談することの大切さを強調。

また「自分の健康管理のために、ぜひ月経周期のチェックと基礎体温測定をおすすめします」とアドバイスをしています。

初診時は予約ができないため待ち時間が長くなる場合もあるということですが、再来時を予約できるコンピュータシステムを導入しており、待ち時間が短くなるよう工夫されています。

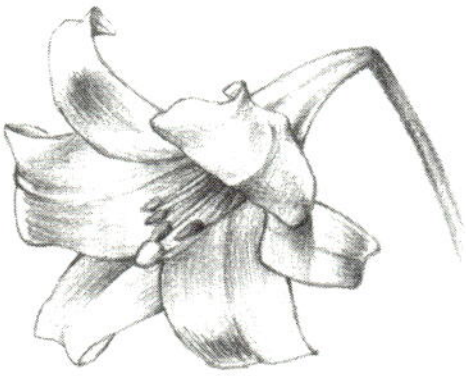

東京都
中央区

池下育子 先生〈産婦人科・内科 他〉

結草会 池下レディースクリニック銀座（院長）

東京・銀座にある池下レディースクリニック銀座は、女性がショッピングのついでに寄れるような入りやすい病院です。

院長の池下育子先生は産科、婦人科をはじめ、内科の診療を行なっています。また、器質的な病気というよりも、ストレス性の月経異常などの受診者が多いこともあり、カウンセリングにも力を入れているといいます。「ストレスがたまったときに、心を許せるパートナーをもつことが大切です。自分のかかりつけ医と思って気軽にいらして下さい」と池下先生は話します。

◆診療日時
木休診
詳細はお問い合わせを
◆受診方法
電話にて予約
（完全予約制）
◆所在地
中央区銀座2-8-4泰明ビル2F（地下鉄銀座線銀座駅より徒歩5分、地下鉄有楽町線銀座一丁目駅より徒歩1分）
tel.03-3562-1950／1966

東京都
目黒区

稲生有伎子 先生〈産婦人科〉

イノウユキコ婦人クリニック（院長）

院長の稲生有伎子先生をはじめスタッフは全員女性。手術や入院の設備はありませんが、そうした措置が必要な場合は、患者さんの側に立って医療機関を紹介しているといいます。特に妊婦検診では、分娩する病院へ初期の段階から紹介していることもあり、妊婦さんには安心です。

婦人科腫瘍、子宮内膜症が専門の稲生先生は「がん検診、避妊など、自分の健康は自分で守るという気持ちが大切」とアドバイスしながら、女性のライフスタイルに合わせた、健康管理の相談にのっています。

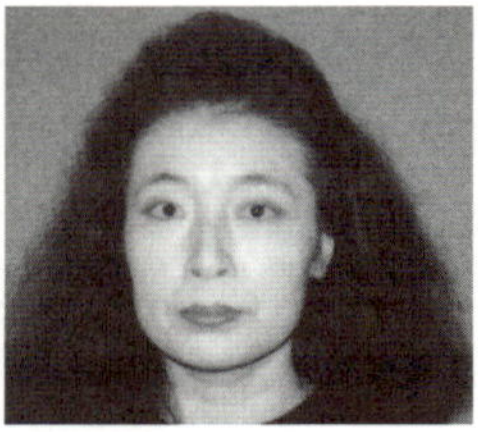

◆診療日時
月・火・水・金10〜11時30分・15〜18時30分
土は16時30分まで
◆受診方法
土曜午後のみ要予約
紹介状不要
◆所在地
目黒区中央町1-8-15
アパートメントイラカ1F
（東横線学芸大学駅より徒歩10分）
tel.03-3760-0810

東京都
豊島区

宇津木久仁子 先生〈婦人科〉

癌研究会附属病院（婦人科）

婦人科のがんには、子宮頚がん、子宮体がん、卵巣がん、卵管がん、外陰がん、膣がんがあります。その早期発見のためのがん検診に力を注ぎ、さらには手術、抗がん剤や放射線などを駆使して治療にあたっている宇津木久仁子先生は「病気を治すために最も良いと思われる治療法とその必要性を患者さんへ十分に説明し、それを患者さんが納得して治療法を選択できるように努め、その上で、治療を始めるようにしています」と語ります。

また、多くの症例に対応してきた経験から宇津木先生は「がんの治療において、治療の経過や手術時の所見はとても大事です。治療の途中で転院することは、患者さんにとって不利益になりますから、治療を開始する前に、自分に適した病院を選ぶことも大事です」とアドバイスしています。

また宇津木先生は、診療以外に、抗がん剤で脱毛した患者さんをサポートするための会「帽子クラブ」を主催しています。毎月第三木曜日の午後五時三〇分から婦人科外来前待合室で「手作り帽子」の講習会を開いたり、帽子の作り方や抗がん剤で眉毛やまつげが抜けたときのメイク法をまとめた冊子を作っています。

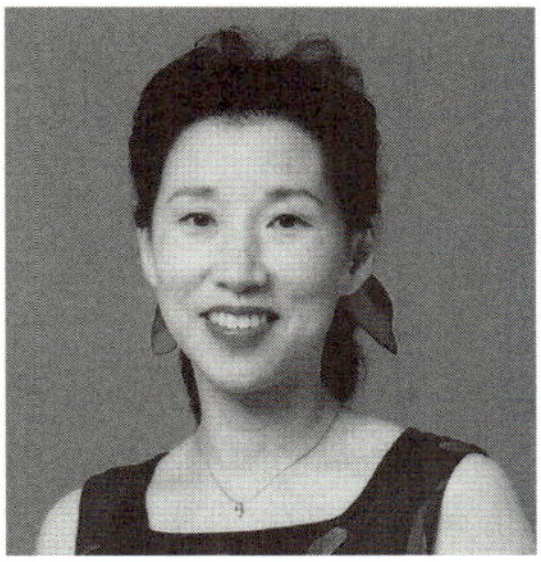

◆診療（受付）日時
月
8時30分～11時30分
◆受診方法
予約なし
紹介状はなくてもいいが、あるほうが望ましい
◆所在地
豊島区上池袋1-39-1
（JR山手線大塚駅より徒歩10分）
tel.03-3918-0111

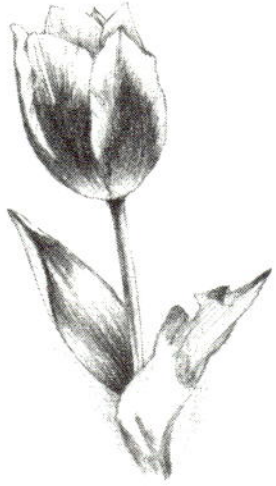

東京都
江戸川区

岩本絹子先生〈産科・婦人科〉

葛西産婦人科

葛西産婦人科のスタッフは院長、副院長をはじめ全員女性で、明るい雰囲気。女性ならではのきめ細やかな診療を心がけています。ベッド数一九を有し、お産や手術の設備も整っています。

東京女子医大で非常勤講師も務める岩本絹子先生は、産婦人科を専門とし、分娩だけでなく、思春期外来や更年期外来、子宮がん検診に力を入れ、地域医療のために少しでも役立つような診療を目指しています。

「気になることがあれば悩まずに、とにかく早めに来院し、気軽にご相談下さい」と話します。

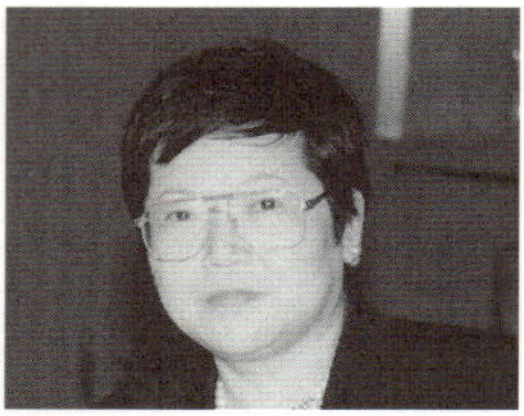

◆診療日時
月〜土
9〜12時・15〜16時40分
※木・土の午後は休診。他の曜日も午後は休診になる場合あり
◆受診方法
前医があれば紹介状持参
◆所在地
江戸川区東葛西6-8-6
（地下鉄東西線葛西駅より徒歩3分）
tel.03-3686-0311

東京都
新宿区

宇野かおる先生〈産婦人科・内科・外科 他〉

古川医院（院長）

安心してピルを使用するための内服指導を丁寧に行なっているのが特徴。診療費が良心的との評価もあるほか、中容量、低容量のピルを良心的な値段で処方しています。

院長の宇野かおる先生は「治療法や薬については、できるだけ詳しく説明させていただくよう心がけています。その上で患者さん自身が治療を選択できることが大切です。ですから、婦人科が苦手で受診がおっくうという方にも安心して来院していただきたいです」と語ります。また、外科疾患の鑑別診断や更年期のホルモン補充療法なども行なっています。

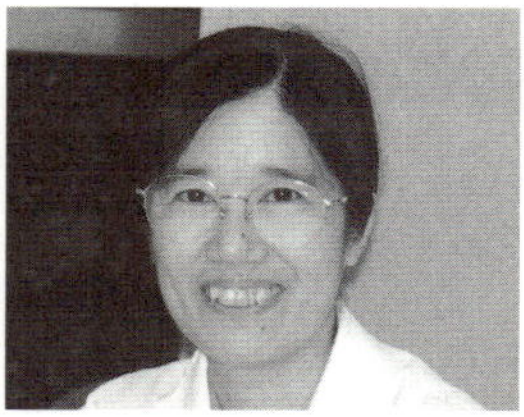

◆診療日時
月・火・水・金
14〜18時
◆受診方法
予約・紹介状不要
◆所在地
新宿区西新宿8-5-8正和ビル2F
（地下鉄丸ノ内線西新宿駅より徒歩1分）
tel.03-3368-8367

東京都
杉並区

大野明子先生〈産科〉

明日香医院（院長）

妊娠中や出産のとき、周りに適切なアドバイスをしてくれる人がいないと何かと不安なものです。特に核家族化が進んでいる現代では、親身になってお産や育児を支援してくれる体制が求められます。大野明子先生は「産科の医師として、妊娠中の検診や出産に立ち合うだけでなく、できるだけ自然なお産と育児のお手伝いをさせていただこうと思っていま す」と語ります。大野先生は母乳育児にも力を注いでいますが、その理由については「自然なお産と、おっぱい子育ては、子どもを可愛がる力の源泉になると思うからです」と話します。

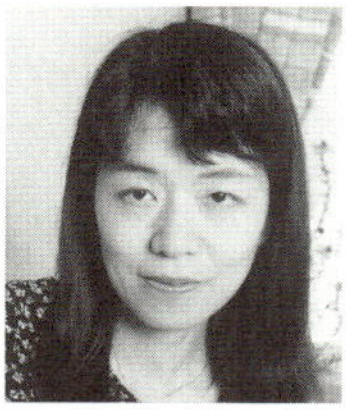

◆診療日時
月・火・水・金・隔週土
9〜12時30分
月・隔週金
13時30分〜16時
◆受診方法
要電話予約
紹介状不要
◆所在地
杉並区高井戸西2-16-29
（京王井の頭線高井戸駅より徒歩5分）
tel.03-3331-3001

東京都
港区

加藤季子先生〈産婦人科〉

母子愛育会 愛育病院

東京・広尾にある愛育病院は、明るく静かな雰囲気でプライバシーを重んじるシステム。予約制で、できるだけ時間をかけて話を聞くことを方針としています。

産婦人科一般にわたって診療を行なっている加藤先生が特に力を入れているのが、思春期や更年期のカウンセリング。患者さんとじっくり話し合い、一番良いと思われる治療方法をとるように、心がけているといいます。「自分の体の健康にもっと関心をもって、正しい情報を得て欲しいです」と加藤先生は話します。

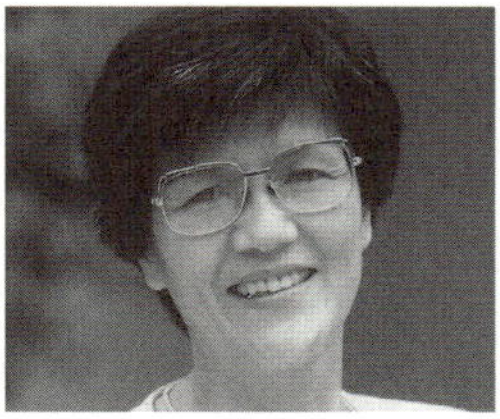

◆診療日時
火・木9〜11時・13〜14時
◆受診方法
要予約（電話予約可）
紹介状不要
◆所在地
港区南麻布5-6-8（地下鉄日比谷線広尾駅より徒歩6分）tel.03-3473-8321
※永井クリニック（月金／三郷市）、女性成人病クリニック（水／銀座）でも診療を担当

東京都
渋谷区

川嶋延子先生〈婦人科・内科〉
川嶋クリニック（院長）

院長の川嶋延子先生は婦人科と内科が専門。中でも更年期外来や思春期外来に力を注ぎ、さらに漢方による治療にも力を入れています。

「保険適用の一般診療ですが、できる限り慌ただしい三分診療にならないよう、受診者が何を求め、何を訴えたいのかがきちんと聞けるよう、良い対話を心がけています」と川嶋先生は話しますが、患者さんの話をしっかりと聞き、受けとめるのも、立派な医療といえるでしょう。

川嶋先生は「一人で悩んでいないで、門をたたいて下さいね」と呼びかけています。

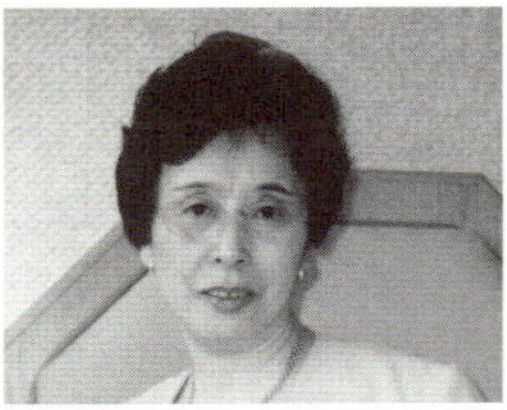

◆診療日時
月〜金
10時30分〜12時30分
15時30分〜18時30分
※木午後は研修会等で休診の場合あり
◆受診方法
予約なし・紹介状不要
◆所在地
渋谷区富ヶ谷1-2-13高松DCビル1F（小田急線代々木八幡駅・地下鉄千代田線代々木公園駅より徒歩1分）tel.03-3465-3322

東京都
葛飾区

阪口耀子先生〈産婦人科・皮膚科〉
阪口クリニック（院長）

ベッド数八床の家族的であたたかい雰囲気の診療所です。入院、分娩、手術も可能。

院長の阪口先生は性の悩み、性感染症、月経異常、不妊症、ピルの相談や更年期障害、がん検診、家族計画や乳児検診など産婦人科の幅広い診療を行なうとともに、女性ホルモンなどとも関わりが深い皮膚科疾患にも対応。にきびなどで悩む方の相談・治療も行なっています。「あなたの心と体のトータルケアを行ないます。困ったことがありましたら、いつでも早めにご相談下さい。明るく親切なスタッフばかりです」と阪口先生は話します。

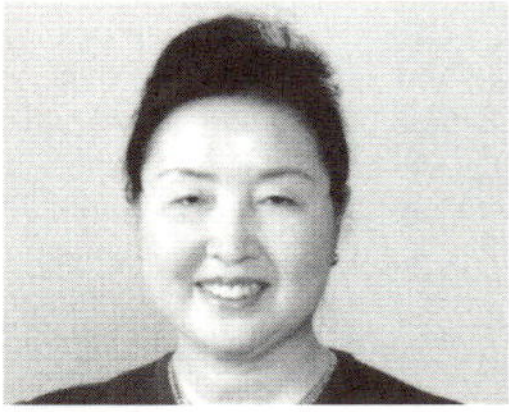

◆診療日時
月〜土9時30分〜12時
月・火・木・金16〜18時
◆受診方法
予約なし・紹介状不要
（火午前は代診の先生の場合があるので要確認）
◆所在地
葛飾区白鳥2-17-22
（京成電鉄お茶花屋駅より徒歩6分）
tel.03-3604-8201

東京都
品川区

相良洋子 先生〈産婦人科〉
さがらレディスクリニック（院長）

産婦人科が専門の相良洋子先生は、治療の際、何よりも患者さんの話をしっかりと聞くことを大切にしています。

婦人科一般診療はもちろん、時間をかけたカウンセリングを行なっており（要予約料）、特に更年期障害や月経前症候群などの治療に力を入れているといいます。

「女性の皆さんには、自分がやりたいことをのびのびとやって、充実した人生を送っていただきたいと思います。医者の立場で、そのお手伝いができれば嬉しいです」と相良先生は話します。

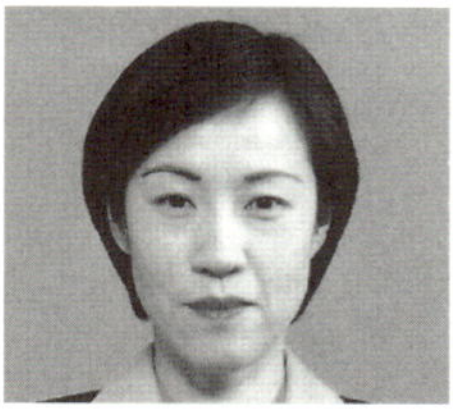

◆診療日時
月・火・金
10～13時・15～19時
水・土
10～13時・15～17時
◆受診方法
要電話予約・紹介状不要
◆所在地
品川区上大崎3-14-35山手ビル1F（JR五反田駅より徒歩6分またはJR・東急目黒線・地下鉄目黒駅より徒歩8分）
tel.03-5793-1400

東京都
豊島区

篠崎百合子 先生〈婦人科〉
しのざきクリニック（院長）

院長の篠崎先生をはじめ、スタッフ全員が女性のクリニック。婦人科の中でも特に月経異常、不妊症、子宮内膜症、更年期障害の治療に力を入れている篠崎先生は、思春期から更年期、老年期のすべての女性のクオリティ・オブ・ライフの向上を目指した医療を行なっています。

「女性の体は一生を通じて女性ホルモンの影響を強く受けます。体の不調を感じたら気軽に婦人科に相談して下さい」と篠崎先生。ちなみに篠崎クリニックでは骨密度検査も可能。毎週水曜日は仕事を持つ女性のために午後八時まで診療を行なっています。

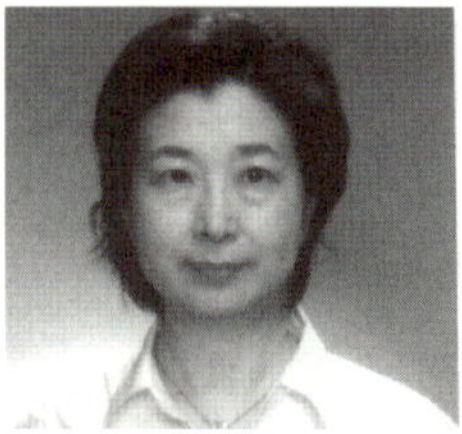

◆診療日時
火・木・金
12時30分～18時30分
水15～20時
土10～13時
◆受診方法
紹介状不要
◆所在地
豊島区長崎5-1-31豊島ハイツ201号（西武池袋線東長崎駅北口より徒歩1分）
tel.03-5966-2249

東京都
港区

田邉聖子先生〈婦人科〉
セイントメディカルクリニック（院長）

女性による女性のためのクリニック。内診台のない診察室やリビングのような待合室など、女性ならではの感性で調えられた院内は、リラックスできる雰囲気です。完全予約制で世代に応じた健康チェックをはじめ、生理不順や月経困難症、乳がん・子宮がん検診、避妊相談、性感性症、思春期・更年期の相談などに対応しています。

「婦人科は思春期から更年期以降の女性まですべての女性の健康をサポートする女性科。コミュニケーションを大切にしながら体への理解を深め、一緒に治療していきましょう」と田邉先生は話します。

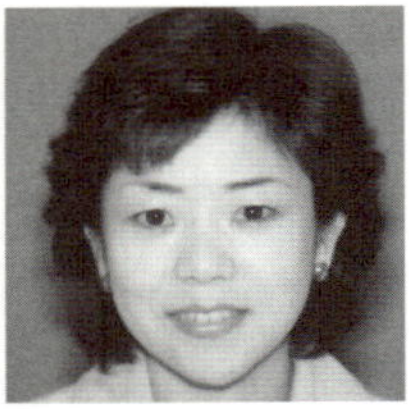

◆診療日時
月・火・木・金10時30分～14時・16～20時
水16～20時
土10時30分～14時
◆受診方法
要予約
◆所在地
港区南青山2-4-12南青山アサヒビル3F
（地下鉄銀座線・半蔵門線・大江戸線青山一丁目駅より徒歩3分）
tel.03-5772-6881

東京都
江東区

対馬ルリ子先生〈産婦人科〉
東寿会 ウィミンズウェルネス

ウィミンズウェルネスでは、産婦人科の医師とメンタルケアの専門家が協力し、体と心の不安や疑問に丁寧に答えていきます。妊娠への不安、家族関係や職場での悩みごと、更年期の過ごし方、手術や治療のセカンドオピニオンを求めて、その他の不安や緊張についてなど、女性が遭遇しやすい問題を患者さんとともに考えていく外来です。

女性の健康を体と心、さらには社会的側面からも考える女性医療を目指しているという対馬ルリ子先生は「総合的な健康相談窓口や、女性用ドックとしても活用して下さい」と話します。

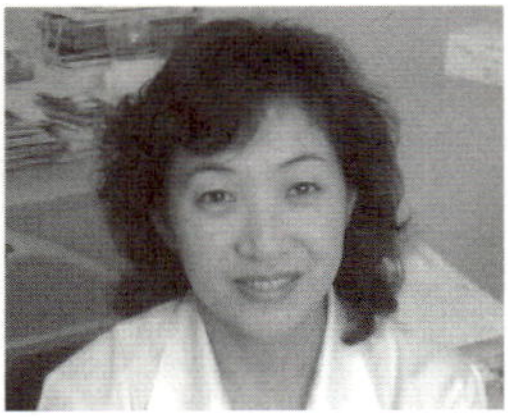

◆診療日時
月、水、隔週金・土
◆受診方法
完全予約制
前医がある場合は経過が分かるものを持参
※初診は自費診療
◆所在地
江東区木場5-3-10
（地下鉄東西線木場駅前）
tel.03-3630-0303

東京都
千代田区

天神尚子先生〈産婦人科〉

東京都教職員互助会 三楽病院〈産婦人科・科長〉

三楽病院は昭和八年に開院した伝統ある病院で、ベッド数は三〇九床、ほぼ全科そろっており、外来通院患者さんが一日平均千人を超す総合病院です。

産科の妊婦検診には助産婦外来がありますが、この体制の歴史は古く、妊婦さんたちの信頼も厚いようです。分娩数は年間四〇〇件以上、その半数は夫立ち会いのもとで行なわれており、また手術数も産科・婦人科をあわせて年間四〇〇例を数えているといいます。

産婦人科の科長を務める天神尚子先生は、周産期、更年期におけるホルモン補充療法についての研究・治療に熱心です。

「診療方針として何よりも大事にしたいのが、インフォームド・コンセントの徹底です。患者さんに病気や治療方法についてきちんと説明し、その上で患者さんが納得のいく治療をすすめたいと考えています」と語ります。

また「体のことは一人で悩んでいるより、まず相談し、気軽にアドバイスしてもらうぐらいの感じで受診してみて欲しいですね。きっと気持ちが軽くなり、いい結果になると思います」とも付け加えています。

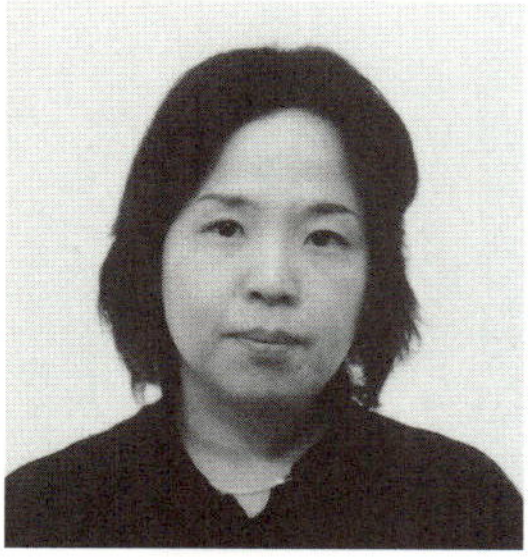

◆診療（受付）日時
8時30分～11時・13～15時
［婦人科］火午前
木午前・午後
［産科］月午後
◆受診方法
初診予約はなし
紹介状不要
◆所在地
千代田区神田駿河台2-5
（JR中央線お茶の水駅より
徒歩3分）
tel.03-3292-3981

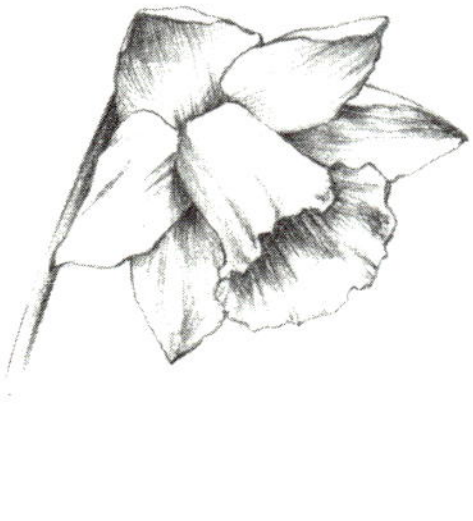

東京都
新宿区

永田順子 先生〈産婦人科〉

東京医科大学（産科婦人科・講師）

永田順子先生は産婦人科を専門とし、中でも子宮頚がんの診断やがんの初期段階での子宮温存治療などに力を入れています。

「受診の際には何が一番心配なのかをまとめておくことが大切です。症状をメモしたものを持参したり、基礎体温をつけてくるなどしていただけると嬉しいです」と話す永田先生。診療の際は、患者さんが病状や治療について納得がいくよう、きちんとした説明を行なうことを心がけています。「信頼のできるかかりつけ医をもって、心配なことがあれば早いうちに相談して下さい」と話します。

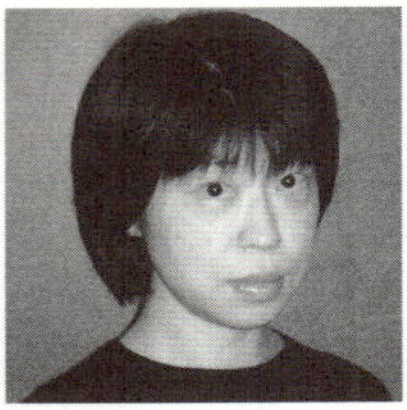

◆診療（受付）日時
月・木9時30分～11時
◆受診方法
予約なし
紹介状できれば要
◆所在地
新宿区西新宿6-7-1（地下鉄丸ノ内線西新宿駅下車または新宿駅西口より徒歩10分）tel.03-3342-9111
※水午前は女性のための生涯医療センター「ViVi」（東京・市ヶ谷）にて診療を担当

東京都
千代田区

中田真木 先生〈産婦人科〉

三井記念病院（産婦人科）

中田真木先生は骨盤底婦人科学（ウロガイネコロジー）を専門とし、性器脱や排尿障害といった骨盤底の不具合の診療に力を入れています。

「女性の排尿の不具合は、膀胱や尿道の故障よりも、婦人科的な原因で起こっていることが多いものです。骨盤底のたわみやお産のときの骨盤底の損傷などで尿が漏れやすくなったり、子宮筋腫のために頻尿になっているケースもあります。原因もいろいろですし、悩んでいるのは自分だけではないのですから受診することが先決です。受診していただくことから各人に合ったケアが始まるのですから」

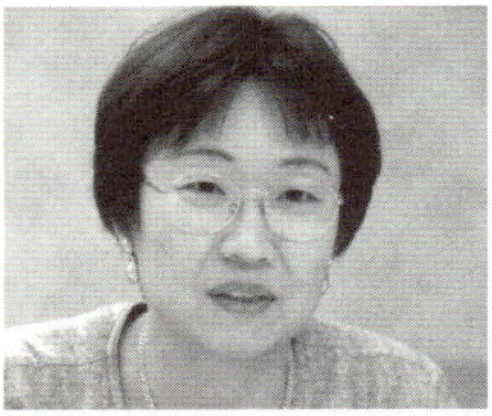

◆診療日時
病院に問い合わせを
◆受診方法
紹介状は必要ではないが前医があり常用薬がある人はぜひ申し送り状を
◆所在地
千代田区神田和泉町1（JR秋葉原駅より徒歩7分）
tel.03-3662-9111（代）

東京都
中央区

中村はるね先生〈産科・婦人科〉

はるねクリニック銀座（院長）

銀座という場所がら、働いている女性を診ることが多いという中村はるね先生は「まず月経異常などを感じたら、がまんをしないで早く相談することが大事です」と呼びかけます。また「妊娠を望みながら、なかなか思うようにいかない場合も、やはり早く受診することが肝心です。ほかの科の病気もそうですが、早く対応するということが最良の治療につながるのです」とも指摘。

中村先生は特に不妊治療について熱心に取り組み、体外受精についての研究を重ね、実績もあります。不妊の心配があったら、まずご相談を。

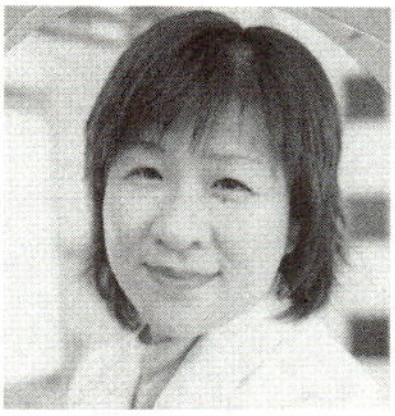

◆診療日時
月・火・水・金・土（第1・3）9時30分～12時30分
月・水・金14時30分～17時
木14時30分～18時30分
◆受診方法
まずはお電話を
◆所在地
中央区銀座1-5-8Ginza Willow Avenue BLDG6F
（地下鉄銀座駅・JR有楽町駅より徒歩5分）
tel.03-5250-6850

東京都
板橋区

堀口　文先生〈産婦人科〉

仁寿会 荘病院

荘病院には産婦人科、婦人科内分泌及び心療内科を専門とする堀口文先生のほかに、女性内分泌分野を担当する女性医師を含む産婦人科専門医数人がおり、専門スタッフが女性のさまざまなニーズに対応しています。また、関連病院に精神科、内科、脳外科の専門総合病院があり、より充実した医療サービスが受けられます。

堀口先生は「女性医師は二名しかおりませんが、男性医師も親切で丁寧な診療を心がけているベテランです。体や心の悩みは一人で抱え込まないで早く相談することが治療の最良の方法です」と話します。

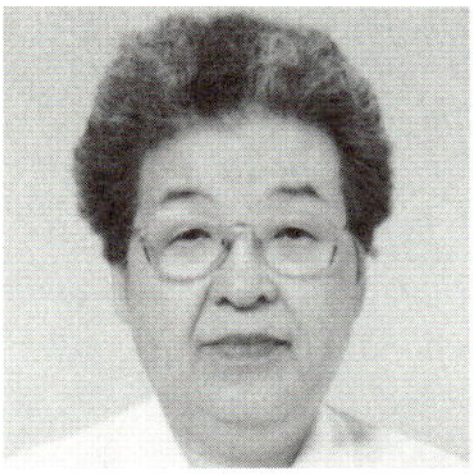

◆診療日時
水9時30分～11時30分
※但し毎年8月中旬～9月中旬は休診
◆受診方法
電話で予約
紹介状不要
◆所在地
板橋区板橋1-41-14
（JR埼京線板橋駅より徒歩5分）
tel.03-3963-0551

東京都
東村山市

松岡逸子 先生〈産婦人科〉

レニア会武谷ピニロピ記念きよせの森総合病院分院
ひまわりウィメンズクリニック（院長）

ひまわりウィメンズクリニックは清瀬市の「きよせの森総合病院」の分院として九七年に開設されました。

院長の松岡逸子先生をはじめ、看護師、看護助手、事務員などすべてのスタッフが女性。外来のみのクリニックですが、本院との連携もとられており、出産や内科、外科系疾患に関しても細やかに対応しています。

目指すのは女性の心と体のトータルケア。妊婦検診はもとより、思春期外来や更年期外来、漢方外来、健康相談、避妊相談など、思春期から老年期までの女性の健康に関する幅広い診療を行なっており、子宮がん検診や乳がん検診などは、随時対応しています。

また、不妊症治療で名高い加藤レディスクリニック（東京都新宿区）での勤務経験を有する松岡先生は不妊外来にも力を入れており、ＡＩＨ（配偶者間人工授精）まで治療が可能。これらの治療に漢方を取り入れているのも特徴です。

東村山駅前にある同クリニックはイタリアのプチホテルをイメージして作られただけに明るい雰囲気で、受診者の評判も高いようです。

「女性にとって産婦人科は受診しにくい科のひとつかもしれませんが、当クリニックは、女性のためのクリニックですので、健康管理のために体の調子がいつもと違うと感じたら、早めにいらして下さい。早く治療すればそのぶん早く治ります。また、がん、感染症のチェックのために年に一度は検診を受けましょう」と松岡先生は呼びかけています。

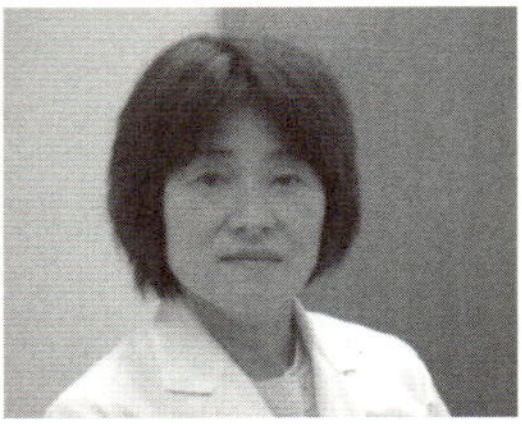

◆診療受付
月・火・木・金9〜16時
第1・3・5土9〜12時
◆所在地
東村山市本町2-3-21
東村山第3赤澤ビル3F
（西武新宿線東村山駅から徒歩0分）
tel.042-398-4103
◆医療相談用Eメールアドレス
womens@kiyosenomori.com

東京都
港区

間壁さよ子 先生〈産婦人科〉

神田第二クリニック（院長）

西麻布という土地がら、外国人の来院も多いクリニック。三名の女性医師が受診者とよく話し合い、本人の理解を得て最良の方法で治療を進めます。

院長の間壁先生は不妊症、子宮内膜症、子宮筋腫、更年期障害などに力を入れており、低容量ピルの避妊プラス副効用を利用して、月経異常やホルモン異常の症状緩和と随伴する病気の回避に効果をあげています。「自分にとって最良の生涯主治医を見つけて、何でも相談されることをおすすめします。女性の主治医は産婦人科が最適ではないでしょうか」また、漢方や性交後緊急避妊法の処方も行ないます。

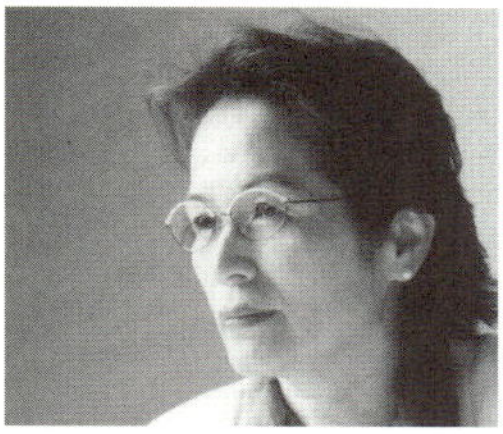

◆診療日時
月～金
9～11時30分・14～16時
◆受診方法
電話予約（予約なしも可）
紹介状不要
◆所在地
港区西麻布3-20-14梅田ビル2F
（地下鉄日比谷線六本木駅1番出口・大江戸線3番出口より徒歩5分）
tel.03-3402-0654

東京都
江東区

松峯寿美 先生〈産婦人科〉

東寿会 東峯婦人クリニック（院長）

東峯婦人クリニックはもともと不妊外来としてスタートし、現在では自然分娩、育児相談、更年期外来、思春期外来など、幅広く女性の健康に関わっています。また、美容形成部門を併設し、更年期女性のシミ、シワ、たるみ、思春期女性のニキビなどの悩みにも対応します。

「何歳の女性でも、いつもはつらつ、周囲をも気持ち良くさせるような状態になるお手伝いをしますよ」という院長の松峯先生をはじめ、佐藤美枝子先生（副院長）、黒島淳子先生らが診察にあたっています。

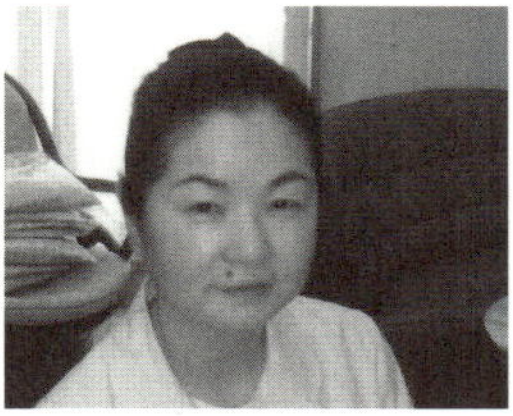

◆診療日時
月・水・金・土
12時30分～15時30分
◆受診方法
上記時間以外は予約制
紹介状不要
◆所在地
江東区木場5-3-10
（地下鉄東西線木場駅前）
tel.03-3630-0303

東京都
江東区

丸本百合子 先生〈婦人科〉
百合レディスクリニック（院長）

女性が自分の体を自分の人生のために慈しむための教育や法律が必要と考え幅広い活動を行なってきた丸本先生は、毎日の診療の中でも受診者が自分の性と体を理解し、自分の意思で体のことを決める手助けを心がけ、その人が何を求めているかを重視しています。「思春期の女性も性体験や出産経験のない方も、婦人科の病気や性のことで心配をおもちの方は気軽にご来院下さい。婦人科のホームドクターをもって自分の体と上手なおつきあいを考えてみませんか」と話します。なお水曜は完全予約制、自費診療でのカウンセリングも行なっています。

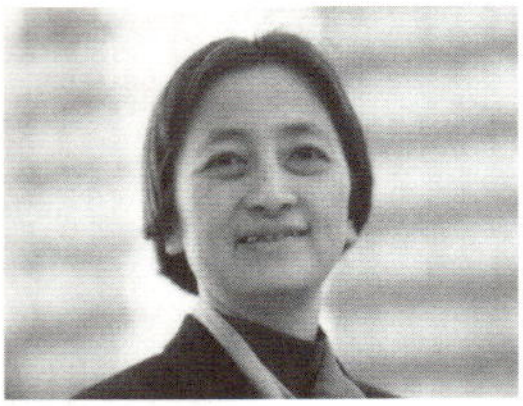

◆診療日時
月・火・木・金9時30分～13時・15～18時30分
（月は～19時）
土9時30分～13時
※水は午前特別予約のみ
◆受診方法
水は完全予約。他は連絡だけで可
◆所在地
江東区亀戸4-18-4亀戸メディカルビル5F
（JR亀戸駅より徒歩4分）
tel.03-5627-3811

東京都
中央区

安江育代 先生〈婦人科〉
安江レディースクリニック（院長）

婦人科内分泌を専門とする院長の安江育代先生は、特に不妊症や更年期障害の治療に力を入れています。

「若い方から高齢の方まで、いずれの患者さんにも受診しやすい環境を整え、患者さんのニーズに対応できるよう心がけています」と安江先生。その安江先生が少し気にしているのは、現代はあまりにも情報が氾濫し、むしろ女性が混乱しているケースが多いということ。「特に健康に関しては、周囲の情報に惑わされず、正しい知識を身に付けることが大事です」とアドバイスしています。

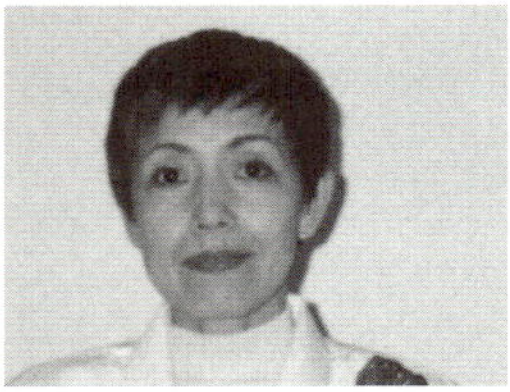

◆診療日時
月～木
10～13時・15～18時
◆受診方法
原則として予約制
紹介状不要
◆所在地
中央区日本橋小舟町15-15ルネ小舟町ビル4F
（地下鉄日比谷線・浅草線人形町駅より徒歩3分または半蔵門線三越前駅より徒歩6分）
tel.03-3667-0085

神奈川県
横浜市

今井理恵 先生〈産婦人科〉

港町診療所（産婦人科）

「健康な生活のためには、体と心の状態に関心をもつ、その状態を正しく把握する、より健康で楽しい生活を送るための具体的なプランをもつことが必要。そのステップ実現のお手伝いが医師の務めと考えています。何でも相談して下さい」と話す今井先生は子宮筋腫・内膜症の保存治療やセカンドオピニオン、月経サイクルに伴う諸症状の治療、漢方やアロマテラピーといった生活療法に力を入れており「私の治療方針」を患者さん自身がもてるよう説明やアドバイスを行ないます。内科や外科も有する港町診療所では他科コンサルテーションも可能です。

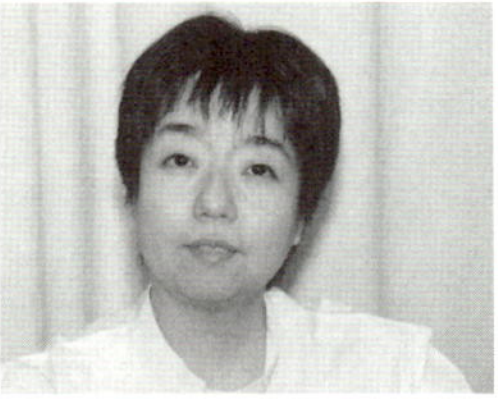

◆診療日時
月・金・土9～12時30分
火・木9～12時30分・14～18時
◆受診方法
完全予約制（月～金15～17時に電話で予約を）
紹介状は不要だが、あればベター
◆所在地
横浜市神奈川区金港町7-6
（横浜駅より徒歩7分）
tel.045-453-3673

神奈川県
相模原市

上《じょう》坊《ぼう》敏子 先生〈婦人科〉

北里大学病院（婦人科・助教授）

北里大学病院はベッド数一〇〇〇床を超える総合病院。婦人科がんの治療では全国トップクラスの実績を誇り、中でも女性としての機能を温存する治療に力を入れています。

婦人科で良性・悪性腫瘍の治療に力を注ぐ上坊先生は、「あまり恥ずかしがらずに婦人科にかかって下さい。簡単なもので構いませんので、最終月経、経過などについて、メモにして持って来てくださると助かります」と話します。なお受診の際、予約は不要ですが、上坊先生は学会などで不在の場合もあるので、事前に電話で確認を。

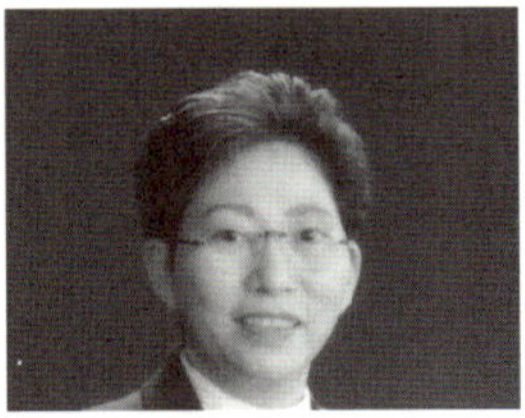

◆診療（受付）日時
月9～11時
◆受診方法
予約不要
紹介状はあるほうが望ましい
◆所在地
相模原市北里1-15-1
（小田急線相模大野駅よりバス20分）
tel.042-778-8111

長野県
松本市

吉野富裕美先生〈産婦人科〉

吉野産婦人科医院（副院長・医学博士）

現在、吉野富裕美先生のご主人が三代目院長を務める同病院は、地域の信頼の厚い病院です。放射線腫瘍学が専門で女性の悪性腫瘍に詳しい吉野先生は普段は信州大学附属病院に勤務しているため、同医院で診療に当たるのは毎週水曜日のみとなっています。検診、更年期障害をはじめとする一般婦人科の疾患にも対応している吉野先生は「何かしらの体調の変化や、ちょっと聞いてみたいこと、検査を受けてみたいことなどありましたら、まず気軽にお電話を下さい。健康管理のパートナーとしてお付き合いをさせていただければ幸いです」と語ります。

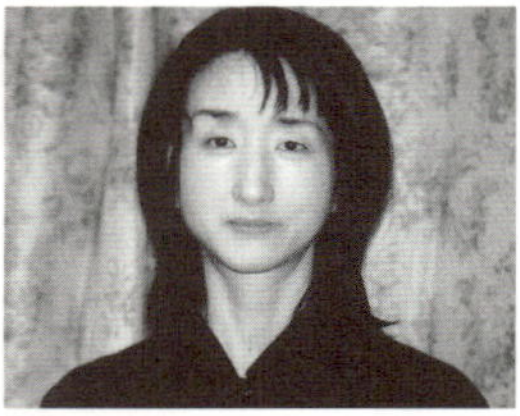

◆診療日時
水9〜12時・14〜17時
◆受診方法
原則的に完全予約制（まずお電話を。その後、送られてくる用紙に希望の診察内容を書き返信を）
紹介状不要
◆所在地
松本市女鳥羽1-7-6（松本駅から美ケ原高原方面行きバスで10分の「葭町」バス停下車）
tel.0263-32-2965

静岡県
静岡市

岡本美枝先生〈産婦人科〉

おかもとレディースクリニック（院長）

岡本先生は思春期からの月経異常（月経困難症も含めて）、不妊症、妊娠中の健康管理などに力を入れており「更年期からの女性にも健やかに楽しい日々を生きていただくためのお手伝いを、女性だけのスタッフで行なっています」また「病気の不安で来院した方が、専門医のアドバイスで安心して帰れるよう心のケアを大切にしています。高齢になっても寝たきりの生活を送らないため、ご自分の体のことを知り、良い生活習慣で、日々感動しながら輝いて人生を過ごしていきたいという女性のための小さなクリニックでありたい」と話します。

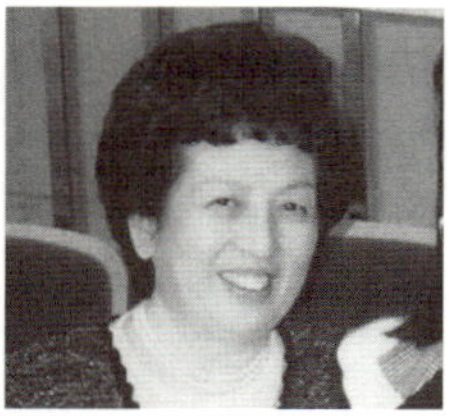

◆診療日時
月・火・木・土10〜12時
月・火・木15〜17時
◆受診方法
診療時間中に要予約
◆所在地
静岡市曲金4-7-3
（新静岡センターより静鉄バス小鹿線・南循環線・美和大谷線で「静岡済生会病院前」バス停下車、徒歩3分）
tel.054-281-1188

愛知県
渥美町

北山郁子先生〈婦人科・内科〉

北山会 北山医院（副院長）

「まず自分の心と体を大切にできるように、自分の心と体の主人公になりましょう」と話す北山医院の副院長、北山郁子先生は、女性の視点を大切にして、若い人たちや、子どもたちへの性教育に力を入れています。

診療のモットーは、患者さんの話をよく聞くこと。薬や注射は必要最小限に抑えるようにしており、体に優しい漢方薬による治療も行なっています。

また思春期や更年期の相談にも力を入れるほか、子宮がん検診、乳がん検診も積極的に行なっています。

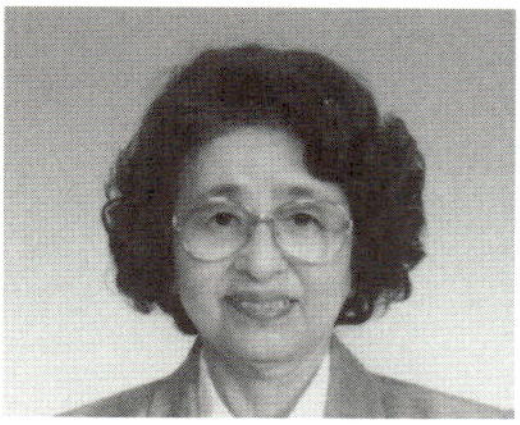

◆診療日時
月・火・水・金
9～17時30分
木・土9～12時
◆受診方法
電話予約
紹介状不要
◆所在地
渥美郡渥美町大字江比間
（JR豊橋駅より渥美本線バス55分の「江比間」バス停より徒歩5分／国道256号線沿い）
tel.0531-37-0023

岐阜県
岐阜市

林　弥生先生〈産婦人科〉

林メディカルクリニック（副院長）

思春期の女性を対象にした性感染症や無月経などの相談に力を注いでいる林弥生先生は「これから成長していく若い方々には、性感染症や避妊、妊娠などについて、ぜひ正しい知識をもっていただきたいのです。また、少しでも気になることがあったら、一人で気を病むより、まず婦人科にかかりましょう」と呼びかけます。働いている女性やさまざまな事情で夜間でないと受診できない人のために、夕方から夜間にかけても相談に対応。また、林先生は、習慣流産（不育症）の治療や人工受精などについても積極的に取り組んでいます。

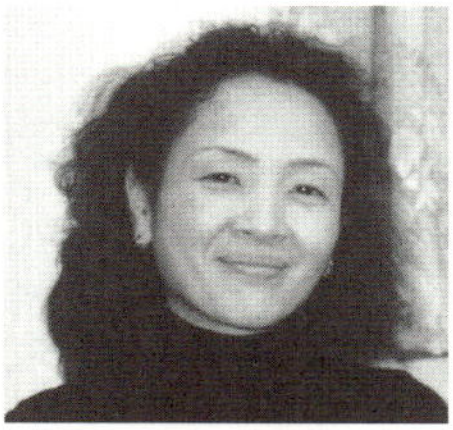

◆診療日時
月～土9～12時
月・火・木・金
14～18時30分
◆受診方法
電話予約可
予約・紹介状なしでも可
◆所在地
岐阜市中津川市新町5-6
（JR中央西線中津川駅より徒歩5分）
tel.0573-65-2007

富山県
富山市

種部恭子先生〈産婦人科〉

富山医科薬科大学（産科婦人科・助手・外来医長）

「産婦人科医は女性の健康管理のトータルアドバイザーです。年齢に応じて、ライフスタイルに応じて、どのように健康を保ちどのように病気と付き合えばいいのかを、気軽に相談して欲しいです」と話す種部先生は、産婦人科の疾患に目を向けるだけでなく、女性の健康をめぐるすべての疾患についてアドバイスを行なうように心がけながら、月経異常やホルモン分泌異常、不妊について、漢方治療から体外受精などの高度な専門的治療に至るまで、幅広い診療を行なっています。また、大学病院であるため全科のエキスパートへの素早い相談が可能です。

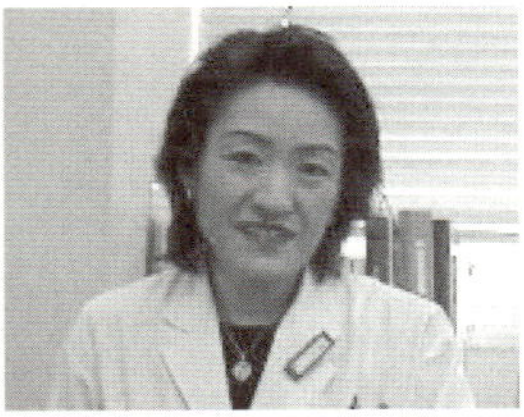

◆診療日時
［婦人科一般診療］月・水・金8時30分～11時30分受付／［思春期婦人科専門外来］水・金午後
◆受診方法
思春期婦人科専門外来は要予約（平日午前中に産科婦人科外来へ電話で）
◆所在地
富山市杉谷2630（JR富山駅よりバス30分）
tel.076-434-7714（産科婦人科外来直通）

富山県
富山市

山西久美子先生〈産婦人科〉

富山逓信病院（産婦人科・部長）

ベッド数五〇の富山逓信病院は、アットホームな雰囲気の病院です。産婦人科で部長を務める山西久美子先生は、そんなあたたかい病院のイメージを大事にしたいといいます。

山西先生が力を入れているのは、更年期と閉経後障害の治療。「一〇代から九〇代までの幅広い年齢層の女性の方たちを診ていますが、特に閉経後の女性たちが生き生きと生きていけるようなアドバイスを常に心がけています。私も五〇代。自分自身も楽しく力強く生きていきたいと考えていますから」と話します。

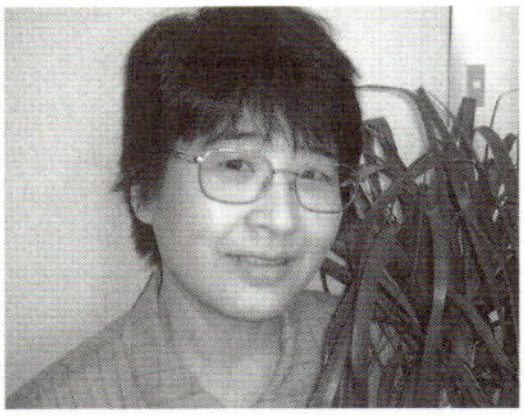

◆診療日時
月～金8時30分～12時・13時30分～17時15分
◆受診方法／予め電話を
◆所在地
富山市鹿島町2-2-29（富山駅から富山大学行きバス10分の「安野屋」下車徒歩5分。コミュニティーバス「まいどはや」も10分毎に走っている）
tel.076-421-7801（代表）
tel.076-422-0775（産婦人科外来）

福井県
福井市

細川久美子 先生〈産婦人科〉

福井県済生会病院（産婦人科）

同院では病院全体として予防医学を重視し、総合健診に力を入れています。産婦人科で診療を担当する細川久美子先生は、思春期から妊娠・出産を経て閉経に至るまで一貫して「生殖」にまつわる問題に関心があり、その解決を目指しています。診療の際は「疾患だけを診るのではなく人を診る」ことを心がけているという細川先生は「人生五〇年の時代から、八十有余年の時代に急速に変化し、女性の健康に関してもこれまでの常識や経験では対処できない問題が増えています。問題があるときは一人で悩まず私たちのところに相談に来て下さい」と話します。

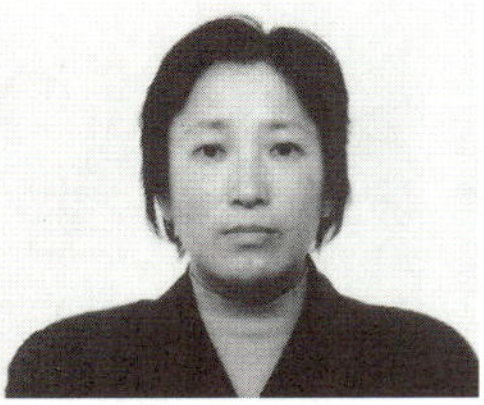

◆診療（受付）日時
初診＝木8時30分～11時30分／再診＝火・金8時30分～11時30分、水13時30分～15時
◆受診方法
紹介状はなくてもいいがないと所定料金（1,050円）が徴収される
◆所在地
福井市和田中町舟橋7-1（JR福井駅前10番乗場から大野行き京福バス10分）tel.0776-23-1111

奈良県
奈良市

齊藤喜久子 先生〈産婦人科〉

高の原中央病院（常務理事・副院長）

高の原中央病院産婦人科は一九九床を有する総合病院に属し、婦人科の診療はもとより必要に応じて他科の専門医とも連携して治療を進めるため、安心して医療を受けることができます。

齊藤先生は治療の際複数の選択肢を提供し、受診者と共に考える方針。「自分の体のことを知るために、女性の生理についてはよく勉強してほしいです。また、何でも相談できる産婦人科医を思春期から老年期までかかりつけ医にすることは、女性にとってメリットが大きいと思います」と話します。なお同病院産婦人科の医長は杉並留美子先生が務めます。

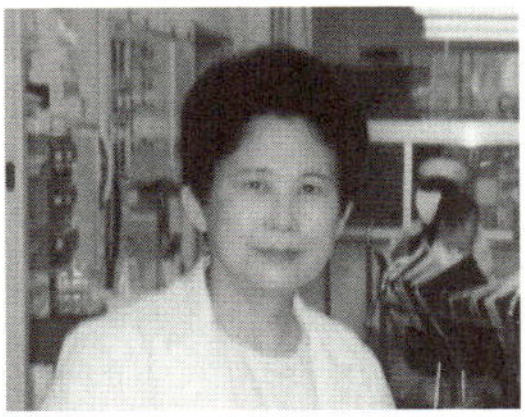

◆診療日時
木8～11時45分
※平成14年10月より変更予定。「ウィメンズ外来」（仮称）開設予定
◆受診方法
紹介状はあったほうがよい
予約は再診から
◆所在地
奈良市右京1-3-3（近鉄京都線高の原駅下車）
tel.0742-71-1030

京都府
宇治市

五十君《いぎみ》 薫 先生〈産婦人科〉

宇治徳洲会病院（母子医療センター）

設備の整った総合病院で周産期全般に携わっている五十君薫先生は、特に腹腔鏡下手術や不妊治療、避妊相談に力を入れています。

「診療に関しては、患者さんのお話をよく聞き、治療方針についても患者さんと話し合い、いくつかの選択肢の中から患者さんが選べるようにしています」と語る五十君先生。また、「今、女性はさまざまな考え方や価値観をもち、ライフスタイルも多様になっていますので、一人ひとりの患者さんの生き方を考慮した治療方針を探すよう心がけています」とも話します。

◆診療日時
月・水・木9～12時
金18～20時
※週により月18～20時、土9～12時
◆受診方法
予約・紹介状不要
◆所在地
宇治市小倉町春日森86
（近鉄京都線小倉駅より徒歩10分）
tel.0774-20-1111

大阪府
大阪市

植木佐智子 先生〈婦人科〉

西淀病院（婦人科・部長）

「自分の体については大切にするとともに、よく知り、不安なことはためらわず、すぐに相談して下さい」と話す植木佐智子先生の専門は、婦人科一般。感染症や月経に関するトラブル、がん検診、更年期障害などの治療に力を入れています。診療方針は「納得のいくまで聞く、話す」こと。

「地域の皆さんに支えられて成り立っています」と植木先生が話す西淀病院には、差額ベッドはありません。

なお、植木先生の休診日である火曜日には、松原恵子先生が診察を担当しています。

◆診療日時
月～土9～12時
（火は休診）
◆受診方法
予約・紹介状不要
◆所在地
大阪市西淀川区野里3-5-22（JR東西線御幣島駅より徒歩5分またはJR神戸線塚本駅より徒歩10分）
tel.06-6472-1141

大阪府
堺市

岡 知子 先生〈婦人科〉

岡クリニック（院長）

更年期障害、思春期医学、婦人科における心療内科を専門とする岡先生は語ります。「分娩や手術は行なっていないので、その分ゆっくりと患者さんに接することができます。ですから患者さんが不安を残したまま帰られることはないと自負しています」

何歳になっても婦人科を訪ねるのが嫌いだという人がいます。そんな人たちへの岡先生のアドバイスです。「一歩踏み込めば気分が楽になるもの。市民診療などを受け、波長の合うマイドクターを見つけることをおすすめします。そうすることが生涯にわたって自分を守ることにつながりますから」

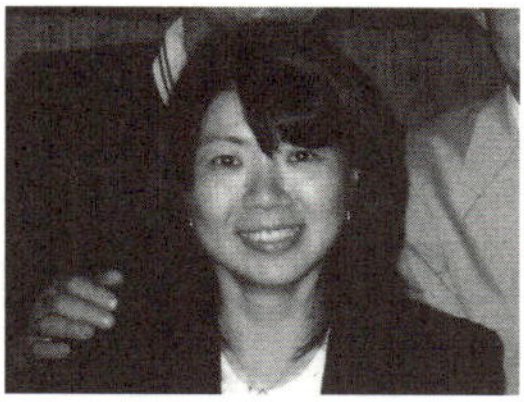

◆診療（受付）日時
月～土9時30分～12時30分
月・水・木17～19時
◆受診方法
予約あればベター
紹介状不要
◆所在地
堺市中百舌鳥町5-797
（南海高野線・地下鉄御堂筋線なかもず駅より徒歩3分）tel.072-252-2010
◆メールアドレス
okatomoko@aol.com
質問を受付中

大阪府
大阪市

荻野瑠美 先生〈産婦人科〉

荻野レディースクリニック（院長）

荻野レディースクリニックでは思春期から老年期まで、あらゆる年齢層の女性のライフステージに合わせた心と体の健康管理を行なうことを理念としています。患者さんとのマンツーマンでの対話を最優先しているため、完全予約制。

すべての女性がいつまでも若々しく健康で美しく生きていくには？　ということを受診者とともに常に考える院長の荻野瑠美先生は、「産婦人科は女性のライフステージを管理する女性科です。女性の主治医として気軽に利用し、あなたに合った主治医を見つけて下さい」と話します。

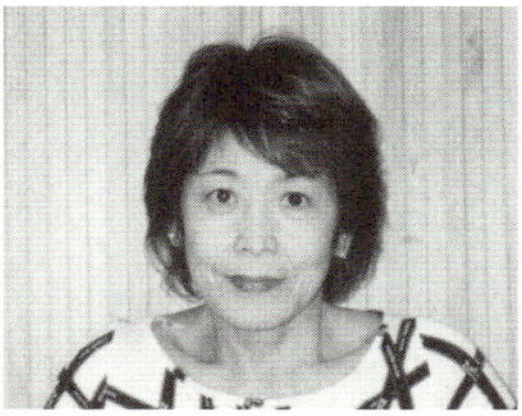

◆診療日時
月～土10～13時・15～18時（水・土午前のみ）
◆受診方法
初診は電話にて予約
紹介状不要
◆所在地
大阪市北区梅田2-4-41
（JR大阪駅より徒歩5分、JR東西線北新地駅より徒歩2分、地下鉄四つ橋線西梅田駅より徒歩2分）
tel.06-6341-0003

大阪府
松原市

加藤治子 先生〈産婦人科〉

阪南中央病院（産婦人科・部長）

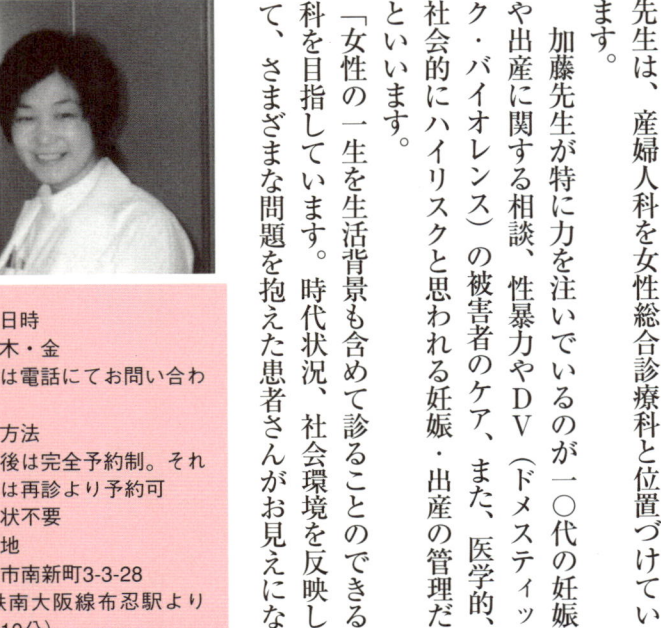

阪南中央病院で産婦人科の部長を務める加藤治子先生は、産婦人科を女性総合診療科と位置づけています。

加藤先生が特に力を注いでいるのが一〇代の妊娠や出産に関する相談、性暴力やＤＶ（ドメスティック・バイオレンス）の被害者のケア、また、医学的、社会的にハイリスクと思われる妊娠・出産の管理だといいます。

「女性の一生を生活背景も含めて診ることのできる科を目指しています。時代状況、社会環境を反映して、さまざまな問題を抱えた患者さんがお見えになるので、医師だけでなく、助産師や保健師、臨床心理士などとも連携しながら相談、カウンセリングに対応できる体制が大事だと思っています」と加藤先生は話します。

「思春期や更年期の相談、病気や治療についてのセカンドオピニオンを求めて来られる場合は、女性医師が診療していますので、木曜日の午後に受診されることをおすすめします。木曜午後は完全予約制となっていますので、ほかの日時よりは、少しゆっくりとお話をうかがうことができるのではないかと思いますから」とアドバイスしています。

◆診療日時
火・木・金
※詳細は電話にてお問い合わせを
◆受診方法
木午後は完全予約制。それ以外は再診より予約可
紹介状不要
◆所在地
松原市南新町3-3-28
（近鉄南大阪線布忍駅より徒歩10分）
tel.072-333-2100

大阪府
大阪市

甲村弘子 先生〈産婦人科〉

三宅婦人科内科医院

三宅婦人科内科医院は、落ち着いた雰囲気の中、ゆったりと診療が受けられます。またホームページ(http://www.miyake-clinic.gr.jp)で、病気の説明を行なったり、メールでの相談にものっています。

得意分野として更年期障害や思春期疾患をあげる甲村先生の専門は女性ホルモン学。月経異常や月経困難症に対し適切な医療を行なうほか、子宮筋腫や子宮内膜症などに対してもその人のニーズに応じた治療を提供するよう心がけています。「自分の心と体のケアを相談できる、相性のいい産婦人科医を見つけて下さい」と甲村先生はアドバイスします。

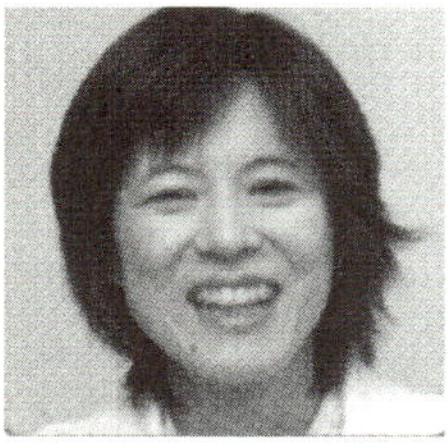

◆診療日時
水10〜13時・15〜18時
◆受診方法
予約・紹介状不要
◆所在地
大阪市中央区石町1-1-1天満橋千代田ビル2号館2F
（地下鉄谷町線・京阪天満橋駅からすぐ）
tel.06-6966-3063

大阪府
大阪市

田所千加枝 先生〈婦人科〉

ちかえレディースクリニック（院長）

婦人科・産科検診はもとより、漢方治療を取り入れた更年期・不妊相談などを行なっています。

産婦人科医こそ女性のホームドクターであるべきと考える田所先生は、女性の心と体のトラブル解決の手助けになるべく日々診療にあたっています。院内の明るいインテリアは「ヘアサロンを訪れるような感覚で気軽に来て欲しい」という先生お気に入りのもの。「病院にかかっていいか迷うようなちょっとした不調の時、どの病院の何科の医師にかかればいいか分からない時なども気軽に来て下さい。自分がかかりたいと思う病院やお医者様をご紹介します」

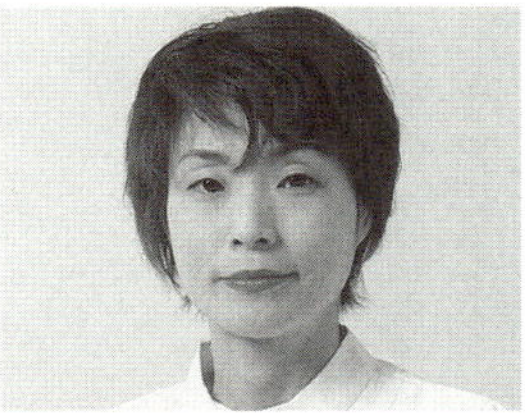

◆診療日時
月〜土9時30分〜12時
月・火・木・金17〜19時
◆受診方法
予約・紹介状不要
◆所在地
大阪市天王寺区味原町14-4レザックセントラルビル1F
（JR環状線・近鉄線鶴橋駅より徒歩3分または地下鉄千日前線鶴橋駅より徒歩1分）
tel.06-6761-0735

大阪府
松原市

福本由美子 先生〈産婦人科〉

松原徳洲会病院（婦人科・部長）

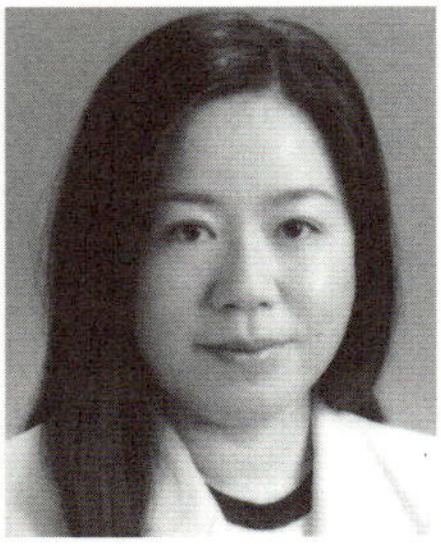

診療科目二七科をもつ松原徳洲会病院で婦人科部長を務める福本由美子先生は、婦人科の一般診療に加え、お腹を大きく切らない内視鏡下手術（腹腔鏡下手術、子宮鏡下手術）に力を注いでいます。また平成一四年から、子宮筋腫について子宮動脈塞栓術にも取り組んでおり、治療法の選択肢はますます広がっているようです。また同病院にはベッド数二〇床の日帰り手術センターが併設されており、こちらを利用しての手術も数多く行なわれています。

「治療方針や治療の方法については、患者さんとよく相談して決めていくようにしたいと考えています。私たち医師にとっても、患者さんが積極的に治療法の選択や決定に関わって、学んで下さることは、そのニーズを充分反映した診療を行なう上で、不可欠なことです。そのためにも、何でも相談していただけるホームドクターのような存在にもなりたいと考えています」と福本先生は語ります。

また、避妊についての相談も受け付けており、患者さんのライフスタイルに応じた避妊法の選択についてもアドバイスが受けられます。セックス、遺伝相談についてのカウンセリングも行なっています（予約制）。

◆診療日時
月9～12時・17～19時
水～土は午前のみ
◆受診方法
紹介状不要
◆所在地
松原市天美東7-13-26
（近鉄南大阪線河内天美駅より徒歩3分）
tel.072-334-3400

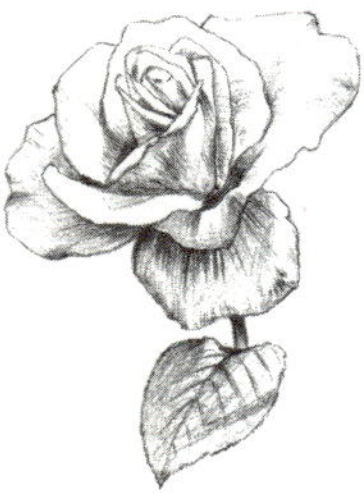

兵庫県
西宮市

木内千暁 先生〈産婦人科・心療内科〉

木内女性クリニック（院長）

木内先生は更年期障害や月経前症候群、女性のライフサイクルに伴う心身症が専門。「産婦人科というよりも女性科として考えてもらいたい」という通り、心身医学科認定医の資格をもち心のケアも行なっています。スタッフは全員女性。漢方療法やアロマテラピー、植物性エストロゲンなども使用しながら、トータルに女性の健康管理を行なっています。「性の悩みから婦人科一般、女性成人病、女性特有の心身症まで、幅広い分野でお役に立てると思います」と木内先生。患者さんの希望を重視し、相談の上で治療方針を決めていく納得の医療を目指します。

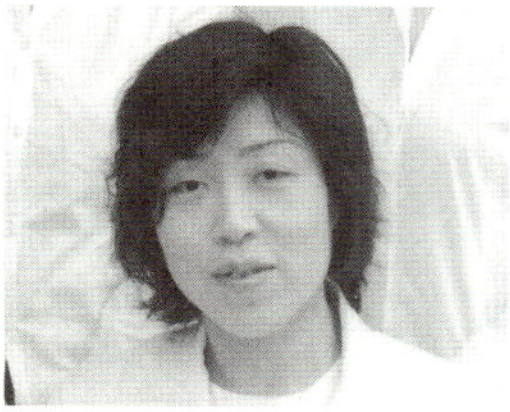

◆診療日時
月・火・水・金10〜13時・15〜18時（月は〜19時）、土9〜13時
※水午後は女性心身外来（予約のみ）
◆受診方法
紹介状はなくても可
◆所在地
西宮市高松町4-8プレラにしのみや302（阪急神戸線西宮駅北口より徒歩1分）tel.0798-63-2271

兵庫県
西宮市

武内睦子 先生〈漢方（婦人科）〉

西本クリニック

更年期障害、不妊症などの治療に漢方を取り入れている武内睦子先生は、一人の患者さんを内科や心療内科の医師と協力し、いろいろな角度から考えて最良と思われる治療にあたっているといいます。婦人科の検診や治療が必要なときは、提携している舞子台病院（兵庫県神戸市）に紹介し、そこが対応するという体制になっています。

武内先生は「私たちの理想は、東洋医学と西洋医学の両面から患者さんをサポートすることです。そうすることで一人の患者さんをよりトータルにケアできると考えますから」と話します。

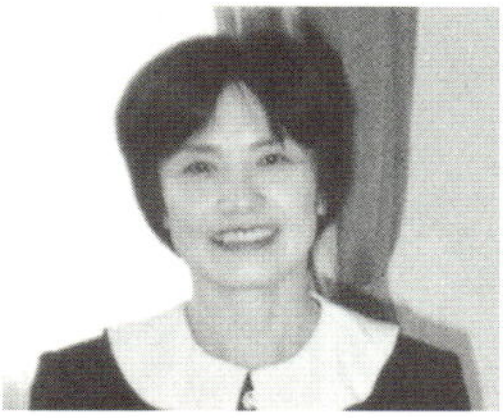

◆診療日時
火10〜12時
木14〜16時
◆受診方法
要電話予約
◆所在地
西宮市甲子園2-8-31（JR甲子園駅より南へ徒歩3分）
tel.0798-65-5111
※舞子台病院（tel.078-782-0055）では月・水・木の午前中に診療を担当

兵庫県
神戸市

林　知恵子先生〈婦人科〉
レディースクリニックハヤシ（院長）

レディースクリニックハヤシでは、院長の林知恵子先生をはじめ、黒田香織先生、平坂典子先生、そのほか女性スタッフが力を合わせ、「女性による女性のためのクリニック」を目指しています。

婦人科を専門とし、思春期や更年期の女性を対象としたカウンセリング、漢方治療などの東洋医学や閉経後のアンチエイジング治療などに力を入れているという林先生は「婦人科を受診することに抵抗感のある方も多いと思いますが、婦人科は女性のための科ですので、気後れせず、早めに受診することをおすすめします」と話します。

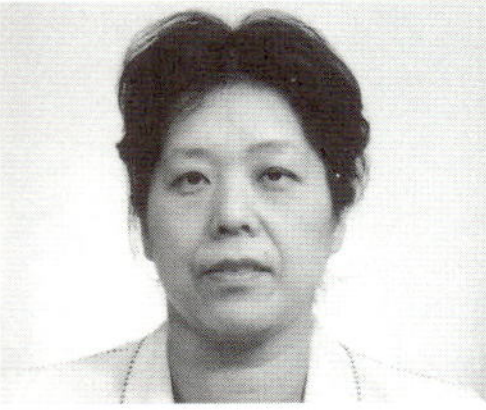

◆診療日時
月・火・水・金・土9時30分～13時・15～17時
◆受診方法
要予約
紹介状不要
◆所在地
神戸市中央区明石町32明海ビル901
（JR元町駅より徒歩5分または地下鉄海岸線旧居留地前駅より徒歩3分）tel.078-393-8840

兵庫県
芦屋市

宮本由紀子先生〈婦人科〉
由っ子クリニック（院長）

思春期、更年期、老年期にわたる婦人科を担当している宮本由紀子先生が、特に力を入れているのがＳＴＤ（性交渉による感染）や不妊治療です。「ご自分で、もしかしたら少しおかしいかなと思ったら、できるだけ早めの相談が大事です。治療は早いほど有効ですから」と宮本先生は話します。

また、最近は女性の骨粗しょう症が問題になっていますが、骨の質量を改善する研究にも積極的に取り組んでいる宮本先生は「診療では痛みを伴う検査、治療はできるだけ避け、特に老年期の方には楽しい運動や漢方をおすすめしています」といいます。

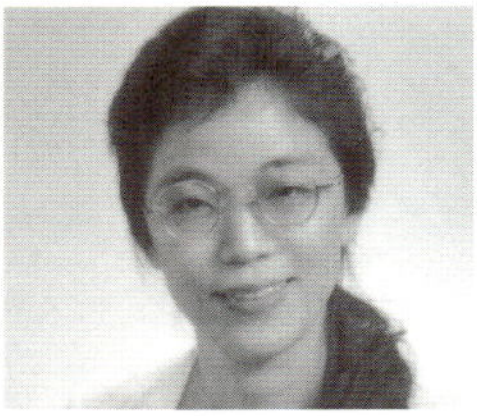

◆診療日時
月～土10～13時30分
月・火・水・金
18～19時30分
◆受診方法
自由診療
紹介状不要
◆所在地
芦屋市業平町7-15
（JR芦屋駅より徒歩5分、阪神芦屋駅より徒歩6分、阪急芦屋川駅より徒歩7分）
tel.0797-38-7291

広島県
広島市

坪倉千鳥 先生〈産婦人科〉

坪倉クリニック産婦人科（院長）

長年、産婦人科医として他の病院で分娩、手術を主体とした診療に携わってきた院長の坪倉千鳥先生は、ご自分のクリニックでの診療方針をこんなふうに語ります。

「当クリニックは外来のみの診療で、分娩や手術は行なっていませんが、その分、大きな病院ではなかなか思うようにできなかった思春期、更年期、老年期の女性が抱えるさまざまな心と体の悩みにしっかり耳を傾け、患者さんとコミュニケーションを図りながら私自身も患者さんも納得のいく診療を行なっていきたいと思っています」

数多くの症例に対応してきた豊かな経験を活かしたいという坪倉先生。「女性は思春期から老年期まで、男性にはない、女性独特の心と体の問題を抱えています。心配な症状があっても婦人科を受診するのはなかなか気が重いものです。一日延ばしにすることで、不安が心身ともに調子を狂わせて悩んでいる方が結構多いように思います。症状の原因がはっきりすれば気持ちも楽になり、また病気があっても早期発見、早期治療につながります。何でも相談できるかかりつけ医をおもち下さい」とアドバイスしています。

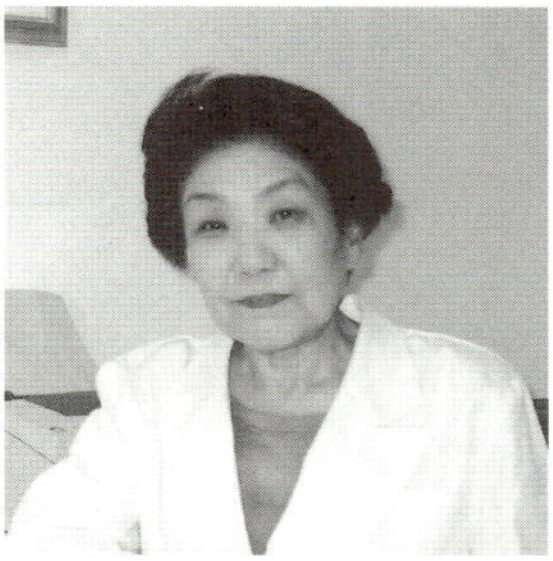

◆診療日時
月・火・水・金
9時30分～12時
14時30分～17時30分
木・土は午前のみ
◆受診方法
予約・紹介状不要
◆所在地
広島市西区古江新町4-18アルカス大田3F
（広島電鉄「古江」電停より徒歩1分）
tel.082-273-5550

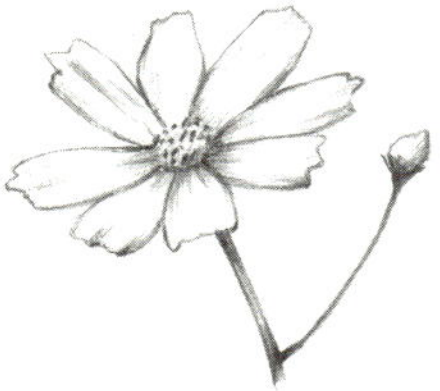

福岡県
福岡市

片桐純子 先生〈婦人科〉

片桐クリニック（院長）

片桐先生はがん検診、不妊・卵巣機能不全（月経不順、不正出血）、避妊指導、更年期、膀胱炎、膣炎、性交痛などについて充分に話を聞き病気の原因をきちんと調べて説明をしながら適切な治療、さらに再発しないための指導にまで力を入れています。

「婦人科的な悩みがあれば友達に相談するだけで終わらず、まず受診してみて下さい。またセックスをする際にはＳＴＤ（性病）と避妊の知識がなければ無免許運転と同じ。しっかり勉強してライセンスをとりましょう。その際、婦人科のかかりつけ医をもつことは安心につながると思います」と話します。

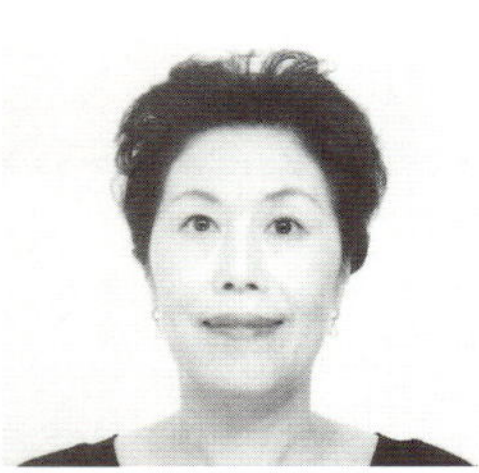

◆診療（受付）日時
月～土9時30分～14時
◆受診方法
初診のみ要予約
紹介状不要
◆所在地
福岡市城南区別府4-3-8
CAPビル1F
（西鉄バス「別府4丁目」バス停より徒歩3分）
tel.092-847-7333

福岡県
福岡市

金丸みはる 先生〈産婦人科・漢方〉

かねまるウィメンズクリニック（院長）

院長の金丸みはる先生の専門は産婦人科と漢方。同じビル内で一四三頁掲載の乳腺外科・髙木先生をはじめ、五人の女性医師が開業しており、ときにはお互いに連携し合うこともあるようです。

金丸先生は「かかりつけ医としての産婦人科医を目指していますので、体のことはもちろん、精神的な悩みなど、どんなことでも恥ずかしいと思わないで、遠慮なく、しかも早めに相談していただきたいですね」と語ります。

どんなに医療が高度に進んでも、身近に相談できる医師がいることこそが安心といえるでしょう。

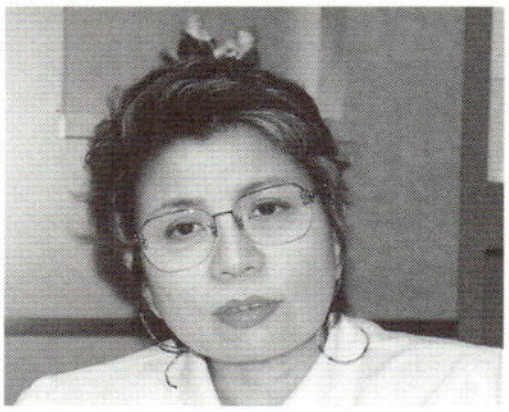

◆診療日時
月・火・水・金・土
10～18時
（13時30分～14時30分は昼休み）
◆受診方法
予約・紹介状不要
◆所在地
福岡市中央区天神2-3-2
天神アイエスビル
（西鉄福岡駅または天神駅より徒歩5分）
tel.092-738-3033

福岡県
久留米市

河田文子 先生〈産婦人科〉

河田泌尿器科産婦人科医院（副院長）

妊娠や出産だけでなく、女性の生涯にわたって心と体の相談相手でありたいと語る河田文子先生。

「時代の変化が激しく、女性を取り巻く環境も大きく揺れ動いていますが、何よりもストレスをためない生き方が大切です。そのためには体の変調が少しでもあったら、すぐ相談できる医師をもつことをおすすめします。私たちも日常的にケアできることが理想だと考えています」また「かかりつけ医的に、女性が安心して相談できるためには、医師自身も信頼されるための努力が必要だとも思っています」とも話します。

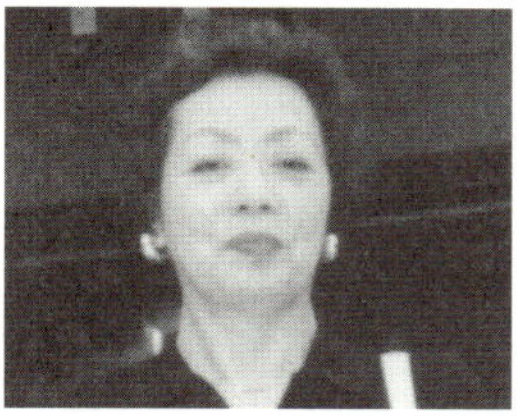

◆診療日時
月〜土9〜12時30分
月・火・水・金14〜18時
土14〜17時
◆受診方法
予約あればなお可
前医ある場合は紹介状があると望ましい
◆所在地
久留米市海満町955-1
（JR久留米駅より徒歩15分または西鉄バス「本町7丁目」バス停より徒歩5分）tel.0942-32-2502

長崎県
長崎市

奥田倫子 先生〈婦人科〉

奥田産婦人科医院（院長）

更年期障害や思春期外来に力を入れるとともに、婦人科的に老人医療も充実させたいと院長の奥田倫子先生は考えているようです。

「患者さんが安心して相談できる親しみやすい医院でありたいと思っています。スタッフも一人ひとりの患者さんに心を込めて対応し、アットホームな雰囲気づくりに努めていますから、何でも相談して欲しいのです」と奥田先生。

金曜日の午後は、思春期医療に力を入れている長崎大学医学部・非常勤講師の安日泰子先生が診察を担当しています。

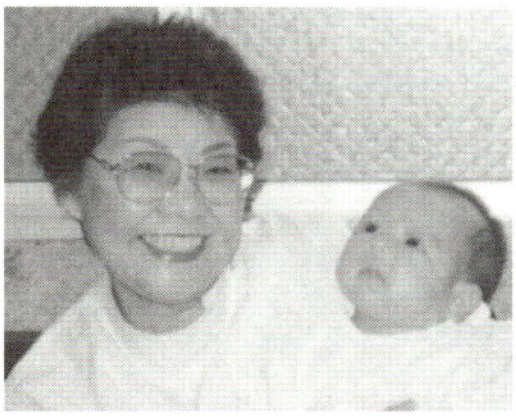

◆診療日時
月・火・水・金9〜18時
木9〜12時30分
土9〜16時
（各12時30分〜14時は昼休み）
◆受診方法
予約・紹介状不要
◆所在地
長崎市平野町11-9
（浜口町電停より徒歩2分またはJR浦上駅より徒歩8分）
tel.095-844-0489

熊本県
熊本市

藤崎順子 先生〈婦人科〉

清和会 東野病院

婦人科を担当する藤崎順子先生は、長年の医師としての経験から「医療にあたる者としては、男性医師、女性医師の技術的差はないと思います。ただし女性患者さんの中には、男性医師に体の不安をうまく伝えられない方がいるのも事実です。また、話してもよく汲み取ってもらえないと思っている人もいるのです」と語ります。

だからこそ「女性医師として、また一人の女性として、これまで経験してきたことを絡み合わせて少しでも女性のお役に立ちたいと思っているのです」とも。

幅広い年齢層の女性を診察し、不妊症や避妊、更年期障害の相談にあたりながら、藤崎先生はこんなことを心がけているといいます。

「来院される患者さんは、皆さん、痛みや不安、苦しみをもって来られるわけです。また、それに加えて婦人科の受診には、他科を受診するときよりも羞恥心が伴う方が多いと思います。そうした女性の気持ちを広く受け止めることは、男性の医師よりも、私たち女性医師の方が向いているのではないでしょうか。少しでも不安を解消し、納得のいく診療を行ないたいと思っています」

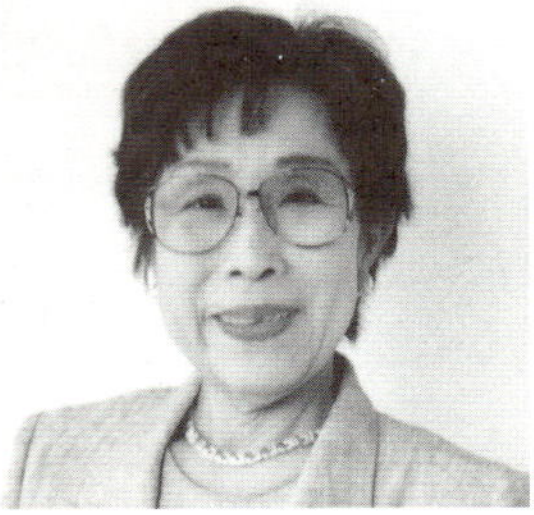

◆診療日時
月・火・水・木
9～15時
◆受診方法
予約・紹介状不要
◆所在地
熊本市水前寺5-2-22
（JR水前寺駅より徒歩10分
または市電水前寺公園前駅
より徒歩10分）
tel.096-384-2288

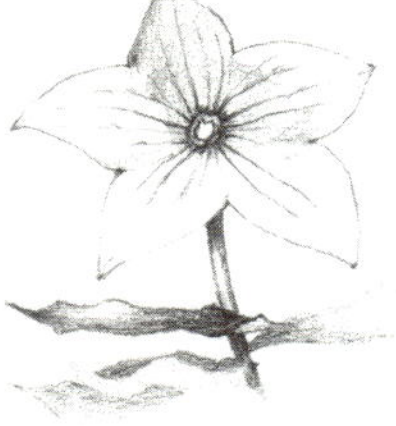

鹿児島県
鹿児島市

児島信子 先生〈産婦人科〉

鹿児島大学医学部附属病院（産婦人科）

同病院は総合病院のため、他科との連携や相談がしやすいのが特徴です。産婦人科の児島信子先生が特に力を注いでいるのが、更年期障害の治療。担当する更年期専門外来では、患者さんの話をじっくりと聞く方針です。

「周囲の人がこうだから、自分もそうでないといけない、ということはありません。まずは相談してみて下さい」と呼びかけます。

なお児島先生は、平成一四年九月より国立九州循環器病センター・産婦人科（鹿児島市）へ異動予定ということです。

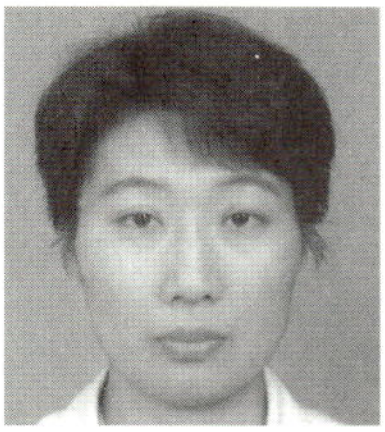

◆診療（受付）日時
［初診］火・木8時30分～11時
［再診］火・木午後（更年期専門外来）
◆受診方法
まずは初診日に受診を
◆所在地
鹿児島市桜ヶ丘8-35-1
（鹿児島市営バスまたは鹿児島交通バス大学病院行き）
tel.099-275-5888

鹿児島県
末吉町

中島清子 先生〈産婦人科〉

中島病院（院長）

中島清子先生は「女性は女性であることを誇りにもち、大切にしましょう」と呼びかけます。性を大事にすることは輝いて生きることにもつながるという中島先生は「そのためには、年齢に応じた自己管理が大切です。上手に自分を守り、管理するという観点からも、産婦人科で適切なアドバイスを受けたり受診することをおすすめします」と語ります。

一人の女性を思春期から閉経後まで診れることが理想的ともいう中島先生。「地域に密着し、ホームドクターとして一人ひとりの女性が健やかに暮らせるように尽くしたい」と願っているようです。

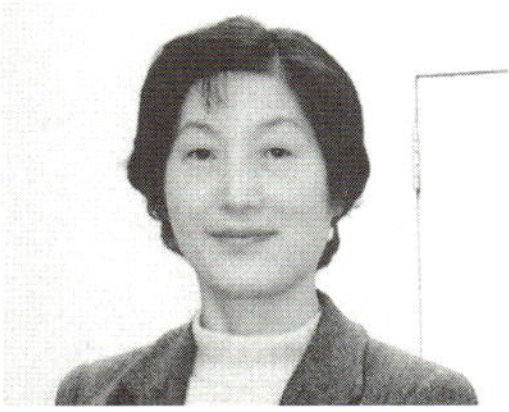

◆診療日時
月・火・水・金・土
9～17時30分
◆受診方法
紹介状不要
◆所在地
曽於郡末吉町栄町1-6-6
（JR日豊線西都城駅より車で15分）
tel.0986-76-1065

泌尿器科

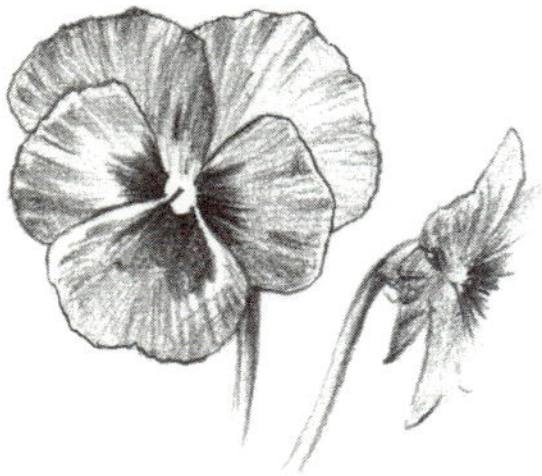

東京都
荒川区

巴ひかる 先生〈泌尿器科〉

東京女子医科大学附属第二病院（泌尿器科・講師）

巴先生は泌尿器科全般を専門とし、中でも女性の尿失禁の治療に力を注いでいます。

尿失禁の治療には尿もれのタイプを分類することが必要。検査はもちろん、患者さんの話を具体的に聞き、どの治療を選ぶかを一緒に考えていくように心がけています。

「適切な治療を行なえば尿もれは治ります。加齢による変化とあきらめず、また恥ずかしがらずに受診して下さい」と巴先生。相手の立場に立って悩みを理解するという意味で、「女性の尿失禁」は女性医師の方が理解しやすい症状ではと話します。

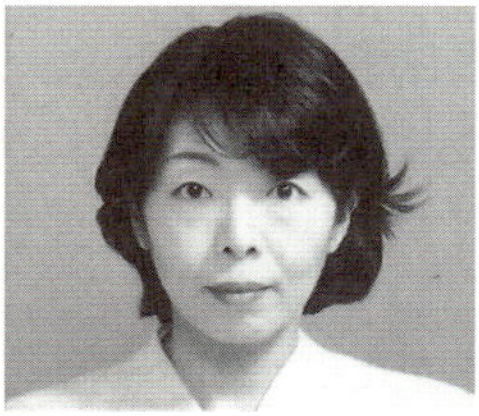

◆診療（受付）日時
火・木・金
8時20分～10時30分
◆受診方法
電話予約・紹介状は不要
外来日は要確認
◆所在地
荒川区西尾久2-1-10
（JR田端駅よりタクシーで5分または都電宮ノ前駅より徒歩3分）
tel.03-3810-1111

神奈川県
相模原市

大川麻子 先生〈泌尿器科〉

北里大学病院（泌尿器科・助手）

婦人泌尿器科（尿失禁）や神経因性膀胱を専門とする大川先生は、女性の尿失禁治療について、骨盤底筋体操からイントロール、手術療法まで幅広く手がけています。

北里大学病院では尿失禁専門の外来が設けられ、予約制で集中的に検査を行なう体制をとっており、ほとんどの受診者が検査したその日のうちに診断・治療方針を知ることが可能です。

「『もう年だから』『仕方ないから』とあきらめないで下さい。尿失禁を治したいと思われたら、おいで下さい」と大川先生は話します。

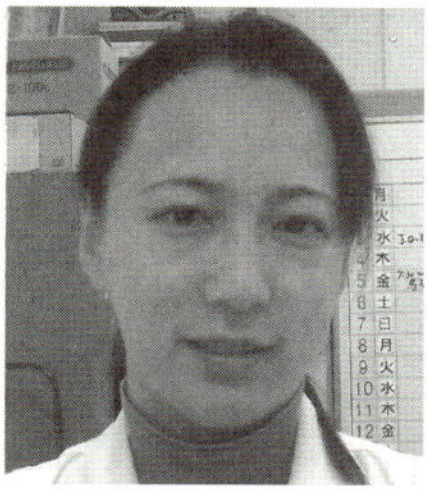

◆診療日時
［尿失禁専門外来］水
予約制
◆受診方法
14～16時30分に電話予約
◆所在地
相模原市北里1-15-1
（小田急線相模大野駅よりバス20分）
tel.042-778-8434（泌尿器科外来直通）

神奈川県
鎌倉市

関口由紀 先生〈泌尿器科〉

湘南鎌倉総合病院（産婦人科・婦人泌尿器センター）

「今まで婦人科と泌尿器科で別々に診ていた女性の下腹部の疾患を両方の専門家が協力して総合的に診療しています」と語る関口由紀先生の専門は泌尿器科。特に最近では婦人科泌尿器疾患への漢方療法に力を注いでいるといいます。婦人科の医師、婦人泌尿器専門指導助産師、婦人科臨床検査技師と協力し合って、子宮脱、尿失禁、間質性膀胱炎、慢性骨盤部痛などの治療に携わりながら関口先生は「私たちは、生涯にわたり健康で快適な生活を求める権利をもっています。時間はかかりますが、納得のできる心と体を手に入れましょう」と語ります。

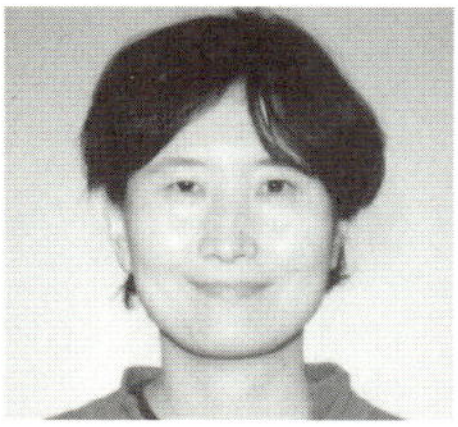

◆診療日時／月午後
◆受診方法
婦人科外来に電話で予約
紹介状不要
◆所在地
鎌倉市山崎1202-1（湘南モノレール富士見町駅より徒歩5分）
tel.0467-46-1717
※土は鍼灸師と各科医師が東洋医学の総合診療を目指すベイサイドクリニック（tel.045-312-1151）で東洋医学外来を担当

乳腺外科

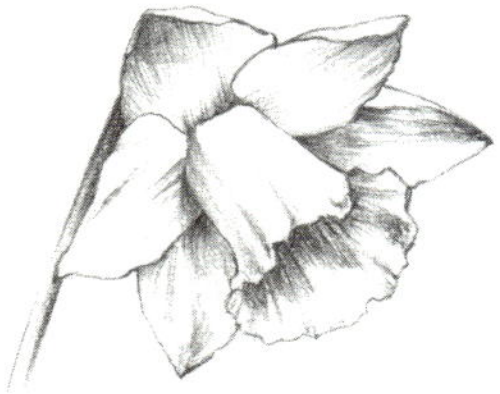

埼玉県
さいたま市

武藤直子先生〈整形外科・乳腺外科〉
ムトウ整形外科内科（院長）

スタッフは全員女性。院長の武藤直子先生は整形外科、乳腺外科を専門としており、特に女性に多い骨粗しょう症、乳がん及びその他の乳腺疾患の診断や術後のアフターケアに力を注いでいます。

「乳がんは女性のがんの中でも最も多いがんです。ですから少しでも気になることがあったら、早めに相談していただきたいのです。また、乳がんのアフターケアは相談したくても大きな病院だと時間がなくて、納得がいくまで相談できないケースがあります。その点を考慮してじっくり相談に応じられるよう心がけています」と武藤先生は語ります。

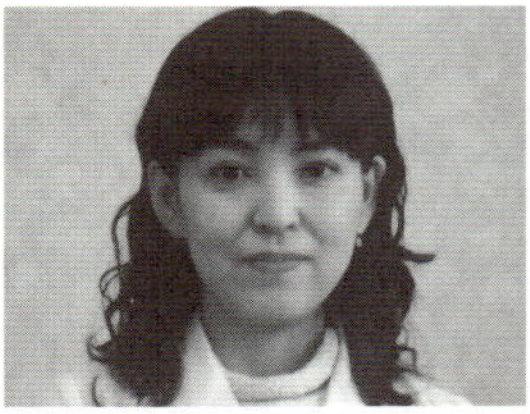

◆診療日時
整形外科＝月・火・水・金・土9～13時・15～18時／乳腺外科＝水15～18時（時間外診療は相談を）
◆受診方法
整形外科は予約不要
乳腺外科は要予約
紹介状不要
◆所在地
さいたま市元町2-24-8
（京浜東北線北浦和駅東口より徒歩10分）
tel.048-811-1557

東京都
新宿区

神尾孝子先生〈乳腺外科〉

東京女子医科大学病院〈第二外科・講師・医局長〉

乳腺症や乳腺炎、乳がんなど、女性特有といってもいい疾患を主に担うのが乳腺外科の神尾孝子先生です。

最新の医療技術を駆使して、早期の確実な診断と治療を心がけているという神尾先生は「乳房にしこりを感じたからといってすぐ乳がんということはなく、良性や正常の場合も多いのです。しこりを見つけたらまず怖がらずに、できるだけ早く乳腺外科で診察を受けることが何よりも大切です。しっかり検査を受け、良性であることが分かれば安心できます。また、もし乳がんの場合でも早期治療による効果は非常に高いのですから」と話します。

また「女性ホルモンのバランスで起こる乳腺症や良性の病気は、通常手術を受ける必要はありません。乳がんについては、手術が必要になる場合も多いのですが、最近は乳房を全部取るのではなく、がんを含めた一部だけを切除する乳房温存治療も増えています。手術後に行なう新しい抗がん剤治療、放射線治療なども進んでいます。しかし、いずれにしても早期の対応こそが求められているのです」と指摘。

早期発見、早期治療にまさるものはないといえるでしょう。

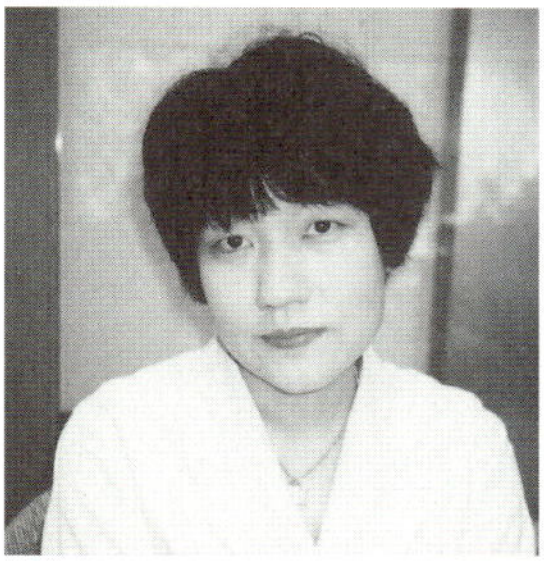

◆診療日時
火・金午前中
◆受診方法
初診は予約なし
紹介状は不要だが、あるほうが望ましい
◆所在地
新宿区河田町5-1
（地下鉄大江戸線若松河田駅より徒歩3分または新宿駅西口より都バス「東京女子医大」行き15分）
tel.03-3353-8111

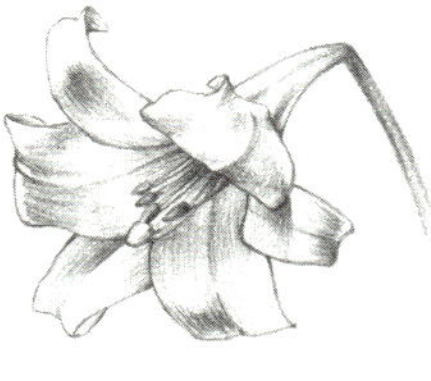

東京都
豊島区

高橋かおる 先生〈乳腺外科〉

癌研究会附属病院（乳腺外科）

癌研究会附属病院は日本で最初にできたがん専門病院です。さまざまな臓器のがんを診療しますが、中でも乳腺外科は中心的存在。国内の施設では最も多い、年間七〇〇例以上の乳がん手術を行なっています。患者さんが多くても一人ひとりに綿密な検査を行ない診断。手術後は病理（顕微鏡）検査に基づいてその人のがんに合った治療方針を決めていくのが特徴です。そのため外科医だけでなく腫瘍内科医、放射線科医、病理医、レントゲンや超音波、細胞診等の各検査技師など、多数の専門スタッフが連携しています。

乳腺外科の高橋先生は乳がんの早期発見、乳房温存治療などによる早期治療に力を入れています。「乳がんは女性が最もかかりやすいがんですが、治る率も高いものです。早期発見のポイントは、検診を受けたり自己触診するなど、『女性が自分の乳房に関心をもつ』ことが第一歩となります。早期発見すれば生存率も良好で、乳房を失わずに治療できる可能性が高くなります。そのうえでもしがんが見つかってしまったら、その先の長い人生を納得して過ごせるような治療法を、一緒に考えていきましょう」と話します。

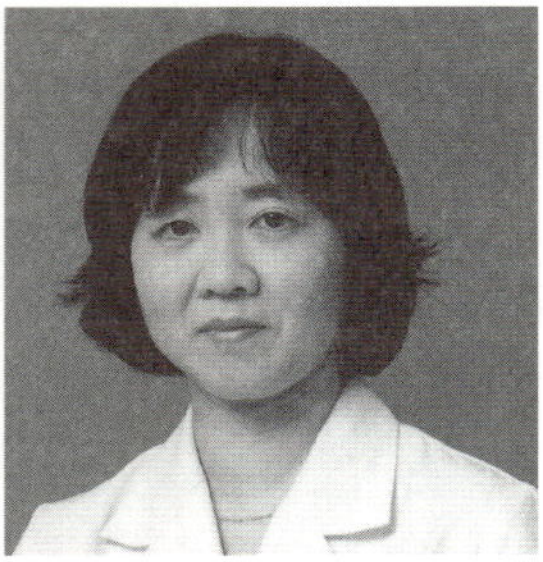

◆診療日時
月・金8時30分～11時30分（新患受付）
◆受診方法
紹介状なしでも乳腺外科は受診可。但しその場合、初診時はその日の初診当番の医師の診察となる
特定の医師宛の紹介状がある場合は、病院内の「医療連携室」に電話予約することも可能
◆所在地
豊島区上池袋1-37-1
（JR山手線大塚駅北口より徒歩10分または都電荒川線巣鴨新田駅より徒歩5分）
tel.03-3918-0111

※他の曜日にも乳腺専門の女性医師が毎日1名以上、男性医師を含めると毎日4～5名が診察にあたっている。但し第2・4土は休診

東京都
中央区

小池道子 先生〈乳腺外科〉

銀座プリマ・クリニック（院長）

女性による女性のための乳腺専門クリニック。

小池先生は乳腺疾患を専門とし、特に乳がんの診断と治療、コンサルテーションに力を入れ、触診だけでなくレントゲンや超音波を加えた検診を行なっています。「最近乳がんが急増し、若い女性の乳がんも増えています。診察は受けたいけれどどこへ行けばいいか分からないという女性が気軽に受診できるクリニックをと思い、開業しました」と小池先生。

スタッフは全員女性で、仕事をしている女性も受診しやすいように配慮。診療に際しては本人の意志や選択権を尊重します。

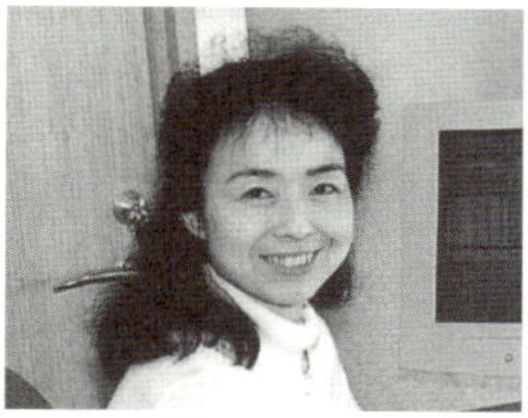

◆診療日時
月・火・木・金・土
9〜12時・14〜18時
◆受診方法
完全予約制（診療時間内に電話予約）。検診や他院受診後の精密検査・転院希望の場合などは紹介状があるほうが望ましい
◆所在地
中央区銀座7-10-5-2F
（地下鉄丸ノ内線・日比谷線・銀座線A3出口より徒歩5分）tel.03-5537-0671

兵庫県
加古川市

佐古田洋子 先生〈乳腺外科〉

兵庫県立加古川病院（外科・部長）

一四科三四五床を有する加古川病院の外科で乳がんをはじめとする乳腺外科分野の治療に取り組む佐古田先生は「乳房にしこりを感じても乳がんとは限りません。一人で悩まず、なるべく早く専門医の診察を受けるようにして下さい」と話します。

女性にとって乳房の疾患に対する診察は大きな不安と戸惑いをともなうもの。佐古田先生は少しでも早く治療に臨めるよう、そして受診者が抱える不安を拭い去れるよう、初診時にレントゲン、エコー、細胞診を行ない、確定診断までの日数をできるだけ減らす努力をしています。

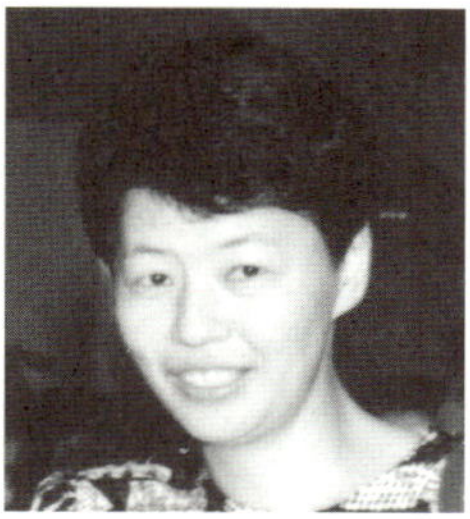

◆診療（受付）日時
金9〜11時
◆受診方法
紹介状不要
◆所在地
加古川市加古川粟津770-1
（JR加古川駅より徒歩10分）
tel.0794-23-0001

福岡県
久留米市

田中真紀 先生〈外科／乳腺外科〉
社会保険久留米第一病院（外科・部長）

社会保険久留米第一病院は二〇〇床を有する総合病院です。外科、特に乳がんの手術、治療に携わっているのが外科部長の田中真紀先生。乳がんの手術は女性にとってとてもデリケートな問題ですが、治療にあたって田中先生は「十分な情報提供と説明をした上で、患者さん本人の意志を尊重した治療を心がけています。また、術後の治療では、QOL（クオリティ・オブ・ライフ＝生活の質）を落とさないことを重視しています」と語ります。

乳房温存手術以外に、形成外科と協力しながら一時的乳房再建にも積極的に取り組んでいます。

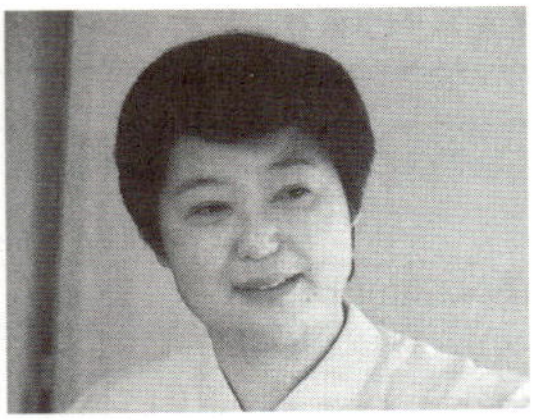

◆診療（受付）日時
月・金
8時30分～11時30分
◆受診方法
紹介状不要
◆所在地
久留米市櫛原町21
（西鉄バス「六ッ門」バス停より徒歩5分）
tel.0942-33-1211

福岡県
北九州市

矢永博子 先生〈形成外科〉
矢永クリニック（副院長）

矢永先生が力を入れているのは、乳がん手術後の乳房再建をはじめ、陥没乳頭や豊胸など乳房に関するすべての手術。さまざまな疑問を抱いて来る患者さんに、信頼関係のもと最も適した治療法を選択できるよう充分な説明を行ない、体に負担のない手術を選択、手術回数を減らすことを心がけています。

「失った乳房を取り戻したいと思っても手術の決心はなかなかつかないもの。でも医療は進歩していますので、これまで治療できないと思っていたことも解決できることがあります。同じ女性ですので話しにくいことも何でも相談して下さい」と話します。

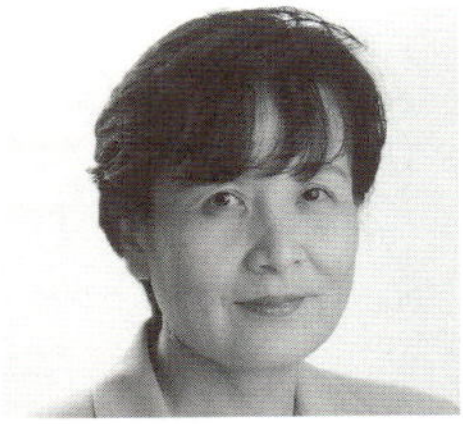

◆診療日時
月～土
9時30分～13時
15～18時30分
（木午後は休診）
◆受診方法
要電話予約
紹介状不要
◆所在地
北九州市小倉北区熊本1-4-6（小倉駅より27・28・29番バスで「東公園前」バス停下車すぐ）
tel.093-932-9838

福岡県
福岡市

髙木博美先生〈乳腺外科〉

髙木ひろみ乳腺レディースクリニック（院長）

乳腺外科を中心に、一般外科と内科の診察も行なう女性による女性のためのクリニック。髙木先生は病状や治療についてしっかりとした説明を行なうことを心がけており、オリジナルの『乳腺ダイアリー』に診察や検査の内容、今後の方針などを分かりやすく記録して、患者さんに渡しています。

乳がん検査・診察は悪性の疑いがなければその日のうちに結果を聞くことができます。より精密な検査や手術が必要な場合には、連携をとっている済生会福岡総合病院に紹介。その後も入院中、術後のサポートを行ないます。また、希望の病院がある場合はその中で信頼できる専門医を紹介します。

「乳がんは急激に増えています。自覚症状はほとんどありませんので三〇歳を過ぎたら検査を含む検診を受けて下さい。早期発見できれば乳房も命も失わずにすみます」と髙木先生。ちなみに同クリニックのあるビルには女性医師が開業するクリニックが集まっており、産婦人科（一三三頁掲載の金丸先生）、皮膚科、形成外科、消科器内科、心療内科などの診療を受けることができます。先生間の連携もとられているため紹介も可能。すべてのクリニックの薬を管理する薬局もあり、薬の重複の心配もありません。

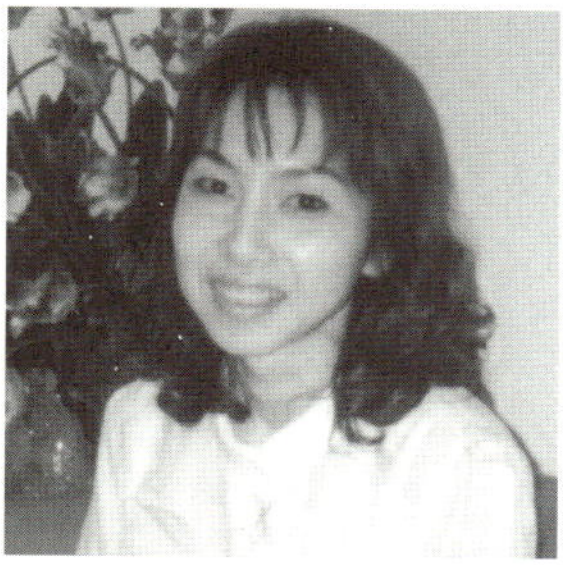

◆診療日時
月～土9～17時30分
（13～14時は昼休み／第2・4土は休み）
◆受診方法
乳腺の診療は予約制
一般外科（肛門など）は予約不要
紹介状不要
※乳腺の診療は、閉経前の方は月経後10日以内の診療をおすすめしている
◆所在地
福岡市中央区天神2-3-2天神アイエスビル5F
（西鉄福岡駅南口より徒歩2分）
tel.092-738-2200

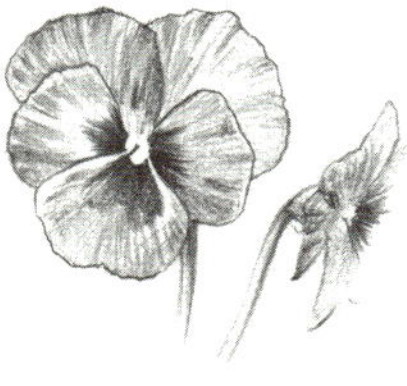

精神科・心療内科

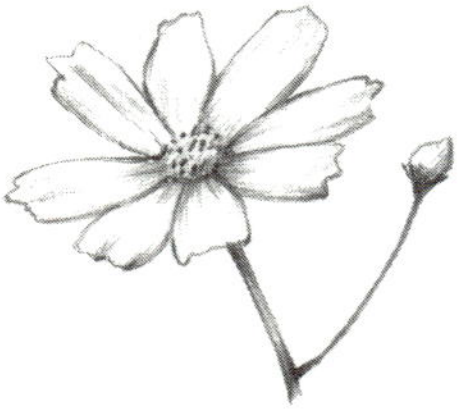

東京都
港区

海原純子先生〈心療内科〉

海原メンタルクリニック（所長）

現在、外来での新規受け付けはしていませんが、女性のための「通信ストレス診断」を行なっています。これは、精神的なダメージや環境要因のストレス、成長過程の影響、性格の特徴などを、八種類のテストで診断し、より良い状態になるためのアドバイスを受けられるというシステムです。申し込み後に送られてくる調査表等を郵送すると、二～三週間後に診断書が返送されてきます。

所長の海原純子先生は「ご自分のストレスや性格を知り、ストレスを上手に乗り切るお手伝いができればと考え、試みている方法です」と話します。

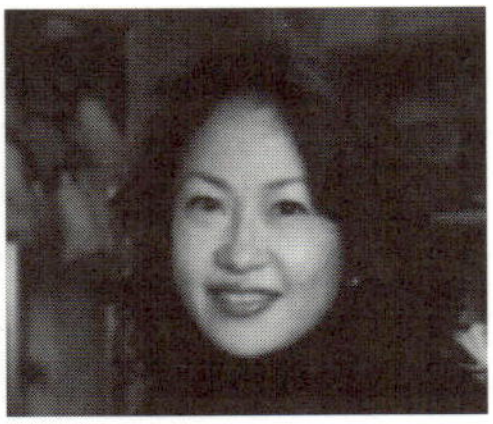

◆「通信ストレス診断」の申込方法／ハガキに氏名・郵便番号・住所・電話番号を明記の上、「女性のための安心医療ガイドを見て」と書いて下記住所まで郵送。受診料は2万円（税込）

※海原医師が直接診断するため返送に時間がかかる場合があります。

【郵送先】〒103-0074
東京都港区高輪4-6-33-306
海原研究所ストレス診断係

東京都
新宿区

杵渕幸子 先生〈精神科・神経科・心療内科〉

さちクリニック（院長）

女性が受診しやすい、心の医療機関を目指すクリニック。居心地の良さを目指して作られ、リラックスできる雰囲気の空間となっています。

院長の杵渕幸子先生は精神科、神経科、心療内科と、さまざまな角度から心の悩みを診療。女性に多い摂食障害やパニック障害、うつ病やうつ症状、強迫・恐怖障害、外傷的ストレス障害、心身症といった症状の治療や、人間関係のストレスや適応困難、性格の悩みなどについても相談にのっています。

「ストレスの多い今の社会では、誰もが心の不調や病を発症しておかしくありません。身体的な健康ばかりでなく、メンタル・ヘルスは快適に生きるために必要なことです。特に女性特有の心理的な葛藤、また女性特有のライフイベントを巡る問題は、多様で複雑。不調を感じたら早めに専門機関に相談しましょう。心理的な困難や不調を切り抜けるお手伝いができればと思っています」と杵渕先生は話します。

また、さちクリニックには臨床心理士による心理療法が行なえる「サイコセラピー室」、自立訓練法とリラクゼーション、カウンセリングを組み合わせたセラピーを行なう「こころとからだクリニカセンター」が併設されています。

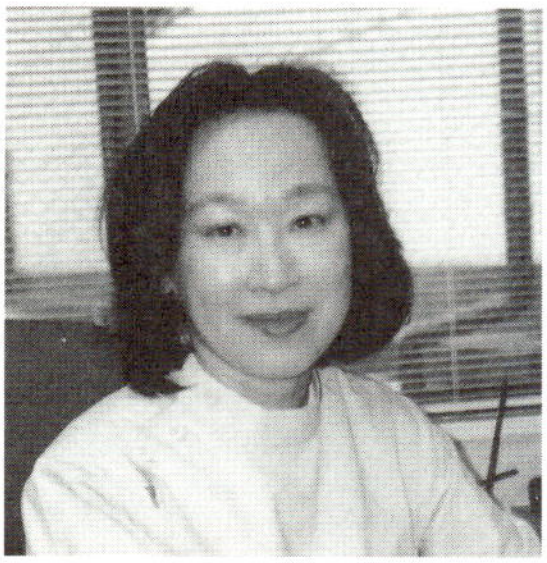

◆診療日時
月13〜19時30分
火10時30分〜19時30分
金・土10〜17時30分
◆受診方法
要電話予約
紹介状あれば望ましい
◆所在地
新宿区高田馬場2-14-9-501
（JR山手線・地下鉄東西線・西武新宿線高田馬場駅より徒歩2分）
tel.03-3208-5848

※医師は保険診療、臨床心理士による心理療法は初回50分1万円の自由診療となっている

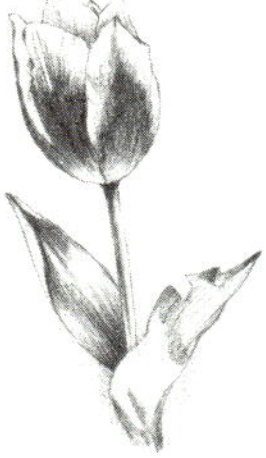

東京都
新宿区

柴田恵理子 先生〈精神科〉

高田馬場新澤ビルクリニック（院長）

柴田恵理子先生は女性に限らず思春期や青年期の神経症と精神療法が専門。学生や若いビジネスパーソンの受診者が多いこともあり、症状についてのみでなく自分の人生を自分で考えていく力をつけることが必要と考えています。生活していくことを大切にしたやり方で一人ひとりに合ったプログラムを作り、治療を進めます。「外来のみなので生活を維持できている方に対象は限られますが、少しずつでも生きやすくなるように、一緒に考えていければと思っています」。女性医師ということもあり、人生について悩む若い女性の相談も多いそうです。

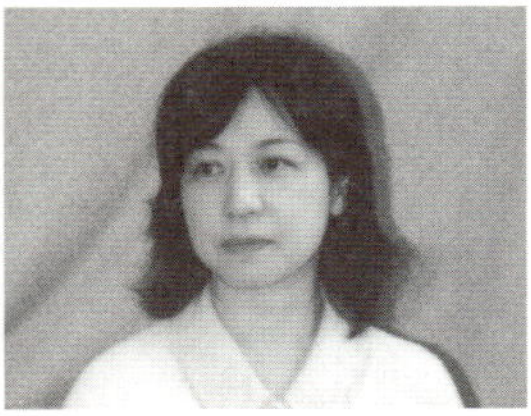

◆診療日時
水～土10～13時、火・金14～18時、水15～20時
◆受診方法
電話予約。転医の場合は紹介状があるほうがよい
◆所在地
新宿区高田馬場1-17-18新澤ビル2F（JR山手線・西武新宿線高田馬場駅より徒歩5分または地下鉄東西線高田馬場駅7番出口より徒歩1分）
tel.03-3200-9662

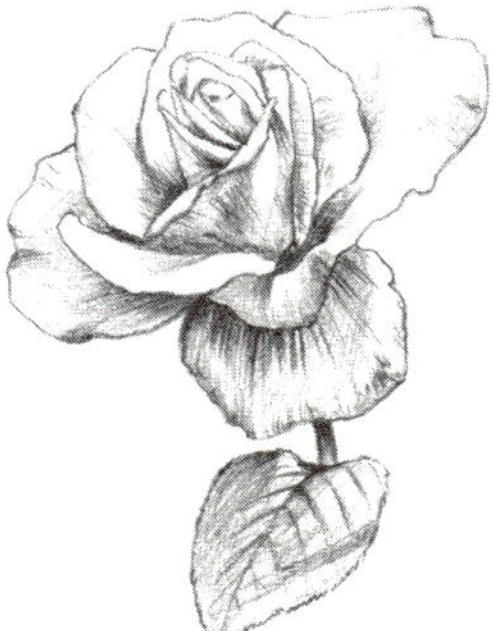

東京都
品川区

姫野友美先生〈心療内科〉

テーオーシービル診療所

テーオーシービル診療所のほか、副院長を務める姫野病院、東京顕微鏡院などで診療を行なっている姫野先生は、女性に多い自律神経失調症やパニック障害などの治療に力を入れています。治療には薬物療法、心理療法、行動療法などを用いますが、漢方薬や鍼灸医と連携しての東洋医学による治療も積極的に取り入れます。「現代はストレス社会ですが、体が症状を訴える時には単なるストレスの段階ではありません。このまま頑張り続けると心も体もボロボロになるというＳＯＳのシグナルですので、早めに専門医に相談して下さい」と姫野先生は話します。

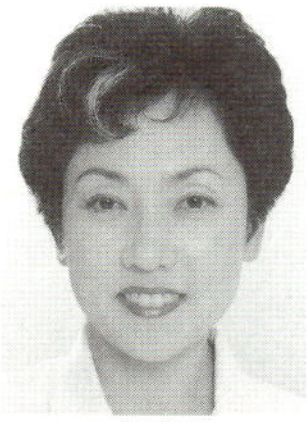

撮影／
朝日山雅子

◆診療日時
月・水・木・土10〜13時・14時30分〜17時30分
◆受診方法／予約制
◆所在地
品川区西五反田7-22-17 TOCビル2F（JR・地下鉄浅草線五反田駅より徒歩8分）tel.03-3494-2255
※火午前はViVi、午後は東京顕微鏡院付属診療所（共に東京都千代田区）、金は姫野病院（福岡県広川町）にて診療を担当

東京都
板橋区

布施泰子先生〈神経科・心療内科〉

布施クリニック（院長）

院長の布施泰子先生は神経科領域全般を担いますが、特に力を注いでいるのが個人はもちろん家族、カップルを対象とした精神療法。この精神療法は、保険外診療で、一枠一時間として行なわれています。「完全予約制ですので、時間の許す限り患者さんのお話に耳を傾け、その上で話し合うことを大事にしています」と布施先生は語ります。

また「摂食障害など、女性の心の病気はいろいろありますが、まず医師に相談することが大切です。その方が早く回復の手がかりが得られるのですから」とも指摘します。

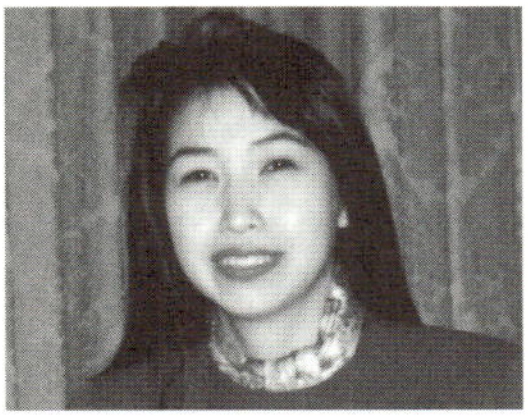

◆診療日時
火16〜19時
水・木・土9時30分〜13時（保険外の精神療法は午後別枠）
◆受診方法
要電話予約
◆所在地
板橋区大山金井町52-6柳沢ビル201（東武東上線大山駅より徒歩2分または都営三田線板橋区役所前駅より徒歩12分）
tel.03-5965-6097

東京都
練馬区

宮尾知恵子 先生〈精神科〉

陽和病院

陽和病院は「自己治癒力を支える医療」を目指しているオープンな環境のあたたかい雰囲気の病院。老人保健施設と訪問看護ステーションも併設され、デイケア、デイナイトケア、作業療法なども行なっています。

精神科で精神医学と児童精神医学に力を注いでいる宮尾先生は、同病院のほか、療育センターと児童青少年センターで精神科医療相談を行なう傍ら、短大の保育科で「精神保健」の講義も担当。患者さんそれぞれの心の問題について、その人の置かれている状況や病状をできるだけ理解し、把握した上で、「無理をせず、あせらず一緒に歩いていきましょう」と、寄り添いながら心を支えていく医療を行なうことをモットーに、日々診療に当たっています。

宮尾先生は女性に向けて、次のようなメッセージを送ります。「女性の生き方が、昔に比べて多様になってはいても、まだまだ女性ということでの制約、負担、悩みも多いと思います。私自身、子どもたちを取り巻く問題に直面している親でもありますので、同じ女性として理解できることも多いと思います。精神科ということで構えたりなさらずに、気軽に相談にいらして下さい」

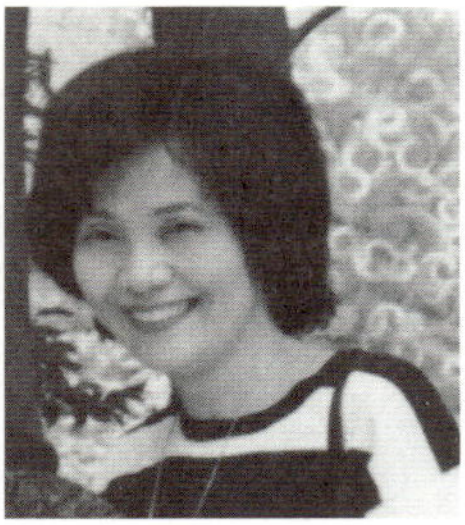

◆診療日時
［初診］金13～15時受付
［再診］月（時間予約制）
◆受診方法
要電話予約
他院通院中の方はできるだけ紹介状持参
◆所在地
練馬区大泉町2-17-1
（西武池袋線石神井公園駅南口より成増行きバス15分の「大泉2丁目」バス停下車徒歩3分、または東武東上線・地下鉄有楽町線成増駅南口より石神井公園行きバス15分の「大泉2丁目」バス停下車徒歩3分）
tel.03-3923-0221

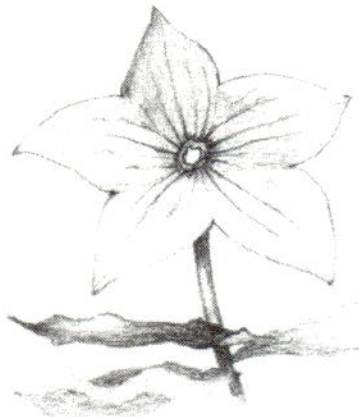

神奈川県
横浜市

荘司理恵子 先生〈神経科・心療内科〉

みなとメンタルクリニック（院長）

荘司先生は、うつ病や神経症、統合失調症などが専門。的確な診断によるきめ細かな薬物療法を心がけ、時には優しく時には厳しく精神療法、家族療法を行ないます。「無駄に悩んでエネルギーを無駄にしている人が多くいます。一見うつに見えない人でも薬物服用などの治療により、簡単に快適な生活を送ることができる場合があります。夫婦関係、仕事の人間関係、母子関係、嫁姑関係など、環境、生育、社会性、人間性、色々にアドバイスを行ないたいです。また、若い人にはエネルギーを良い方向に向けて消費してもらいたい」と話します。

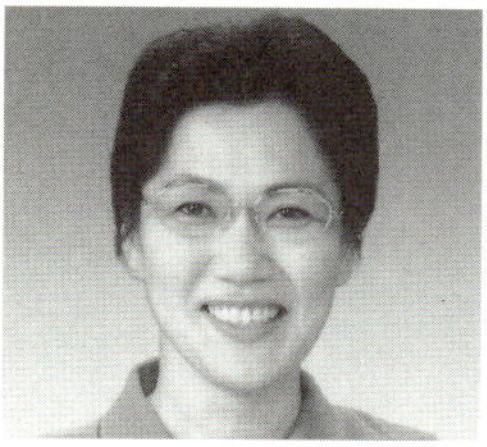

◆診療日時
月～金
9～12時・15～18時
土9～12時
◆受診方法
初診は要予約
紹介状不要
◆所在地
横浜市中区相生町6-109
志村ビル1F
（桜木町駅・関内駅より徒歩6分）
tel.045-663-5925

神奈川県
横浜市

野間和子 先生〈精神科〉

野間メンタルヘルスクリニック（院長）

「自分を大切に！　生きにくいやり方から、楽なものへと変える力はあなたの中にあります」と話す野間先生は、集団精神療法や健康心理学、個人精神療法に力を入れており、精神療法（再診断療法）を中心に治療を行なっています。神経症やうつ病、分裂病などの精神科対象の疾患に対する薬物療法はもちろん、自己実現のためのセミナー「TA基礎講座」を行なうなど、病気とはいわないまでも、生きる上で苦しさを感じている人のために、その苦しみを解消する手助けにも力を注いでいます。また、子育ての問題、児童思春期問題の専門家でもあります。

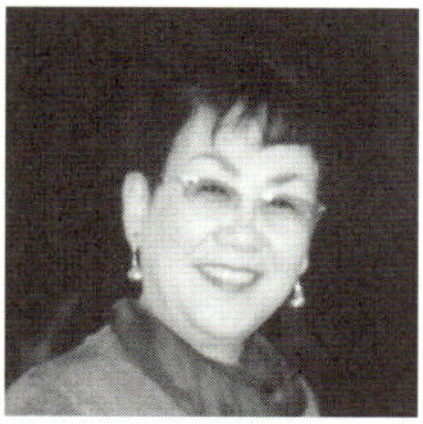

◆診療日時
月・火・水・金
9時30分～18時（金は～19時）
木14～20時
◆受診方法
要電話予約
紹介状不要
◆所在地
横浜市中区山下町32原ビル601（桜木町駅よりバス10分または石川町駅より徒歩15分）
tel.045-651-3711

神奈川県
横浜市

上村順子 先生〈精神科・心療内科・内科〉

めだかメンタルクリニック（院長）

上村先生は女性の嗜癖問題（摂食障害、アルコール等）、心的外傷後ストレス（PTSD）、性虐待、児童虐待（虐待する母親も含む）などへの対応を専門とし、めだかメンタルクリニックで院長を務める傍ら、社会病理の研究にも力を注いでいます。

「女性の受ける暴力、子どもの虐待など今まで社会の中で隠されてきた問題にじっくりと取り組んで、ケアしていきたいと思っています。心の問題を抱えて悩んでいる方、勇気を出してクリニックを訪ねてみませんか」と上村先生。

問題を抱える本人からの相談はもちろん、その家族の相談のグループもあります。先生は「体の病気と同じで、心の病も早期発見・早期治療が大切。『心が疲れているなあ』と感じたら、早めに受診しましょう」と呼びかけます。

なお同クリニックでは、病院に外来通院している方は保険適用となるデイケアおよびナイトケアプログラムを実施しており、「童心に返ろう」「瞑想」「アサーション」「イメージワーク」といったさまざまなテーマで、体や心を解きほぐす手助けをしています。また、スタッフによる個別面接も行なっています。

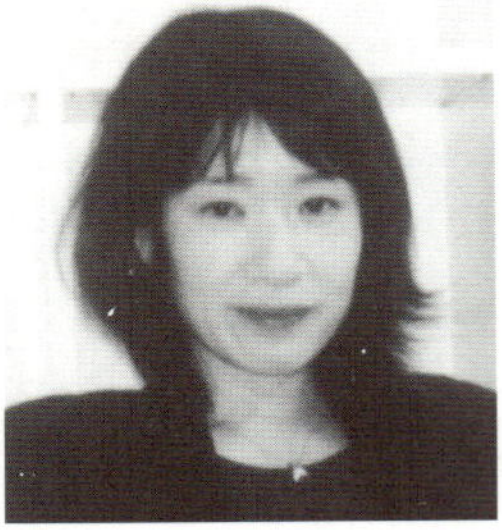

◆診療（受付）日時
月・水・金・土10～18時
火・木10～18時30分
[精神科デイケア]
月～土10～16時
（ナイトケアは16～20時）
◆受診方法
要電話予約
◆所在地
横浜市港北区日吉本町
1-33-2
（東急東横線日吉駅より徒歩3分）
tel.045-562-7111

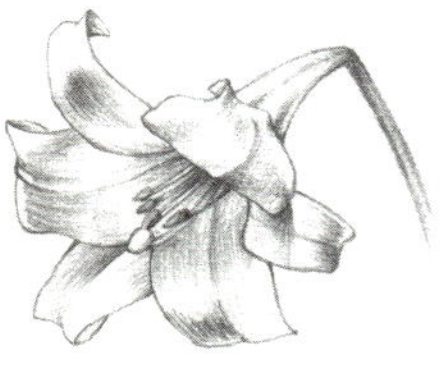

神奈川県
横浜市

手島ちづ子先生〈精神科〉

上大岡メンタルクリニック（院長）

思春期精神障害、虐待予防のための子育て期の母親のケア、中高年のうつ病・不安障害など、現代人が抱えるさまざまな症例に携わっているのが手島ちづ子先生です。

上大岡メンタルクリニックのスタッフは、臨床心理士、精神保健福祉士、看護師など全員女性で、女性専用デイケア施設も併設されています。

「幼児期から思春期までの子育てや教育に関わる問題、職場の問題、結婚生活の問題、老人介護まで、女性の精神生活に関してはほとんどの問題に対応しています。単に患者さんの病気を診るだけでなく、その背景にある問題解決が大事であると考えており、患者さんがその環境の中で、どう生きていくことがベストなのかを一緒に探り、サポートしていくことが大切だと思っています」と、どこまでも患者さんとのコミュニケーションを大事にしたいと語る手島先生。

外来は女性専用ではないものの、結果として女性の患者さんが多いクリニックになっているようです。また、同ビル内に上大岡相談センター（臨床心理士によるカウンセリングを行なう）があり、必要に応じて連携しているともいいます。

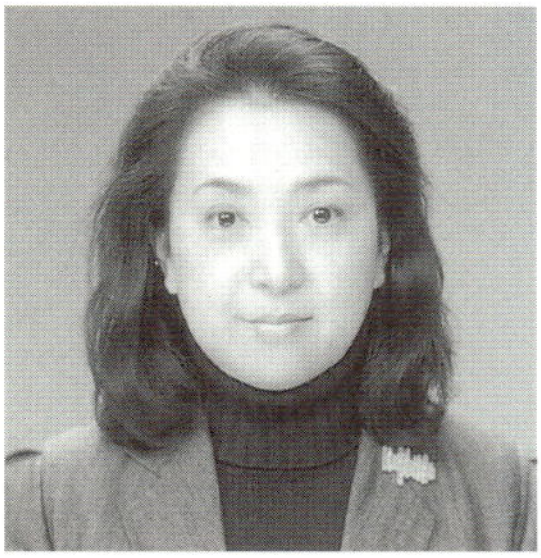

◆診療（受付）日時
月・火・水・金・土
9時30分～13時
火・金
16～18時
※予約電話受付時間。診療時間は予約による
◆受診方法
要電話予約
要紹介状
◆所在地
横浜市港南区上大岡東2-42-21（京浜急行・市営地下鉄上大岡駅より徒歩5分）
tel.045-844-4392

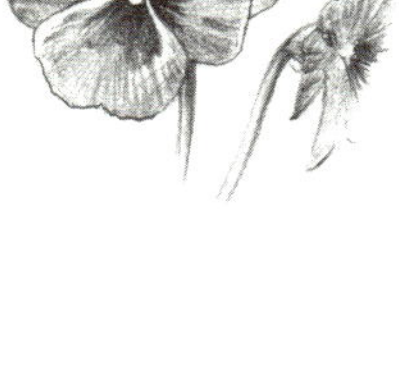

長野県
松本市

上條順子 先生〈内科・神経内科〉

駅前 上條医院（院長）

神経内科が専門の上條先生をはじめ七人のスタッフ全員が女性。患者さんも約七割が女性だといいます。頭痛やめまい、ストレスによる心身症などに対応しながら、生活習慣病といわれる糖尿病の予防、治療にも力を注ぐ上條先生のモットーは、至誠一貫。「一人で考えこまず悩みをはき出して下さい。話すことによって楽になることも多いはずです」と話します。地域に根ざしたプライマリーケア（初期医療）を重視し、生活習慣病予防のためのきめ細かい栄養指導や、カウンセラーによるストレス対処セミナーを定期的に行なうほか、漢方薬も処方しています。

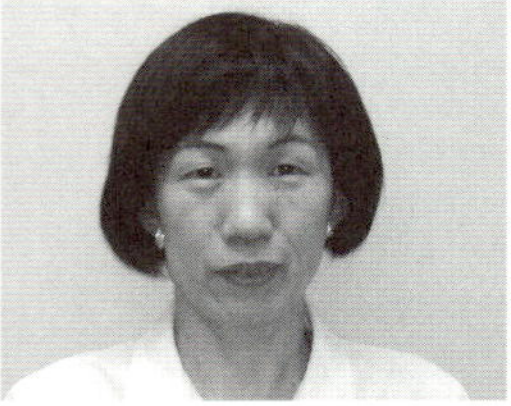

◆診療日時
月・火・水・金9～13時・15～17時30分
土9～14時
◆受診方法
紹介状不要
◆所在地
松本市深志1-2-5
（JR松本駅より徒歩2分）
tel.0263-32-1464

長野県
明科町

矢崎まゆ子 先生〈内科・心療内科〉

やざき診療所（副院長）

やざき診療所では、院長が内科、循環器科を担当し、副院長の矢崎まゆ子先生が内科、心療内科を受け持っています。

矢崎先生が特に力を注いでいるのが女性の心身医学。診療には東洋医学（漢方・鍼）、麻酔学（ペインクリニック）も取り入れています。

心療内科のみ予約制で、患者さんの声によく耳を傾けながら対応していきたいという矢崎先生は「産婦人科など、ほかの分野の専門の先生方と密に関係を保ちながら、一人の患者さんをトータルな視点をもってケアできればと考えています」と語ります。

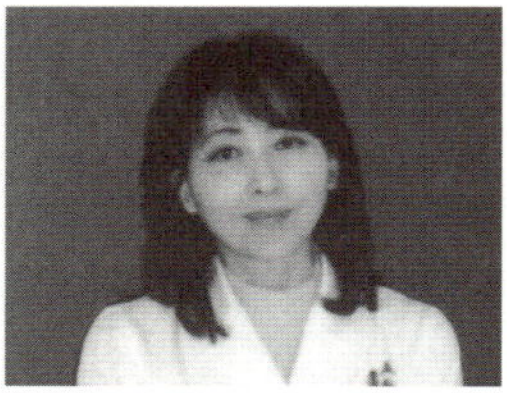

◆診療日時
月・火・木・金8時30分～12時・15時30分～18時、土8時30分～12時
（金午前と土は心療内科の予約外来のみ）
◆受診方法
心療内科以外は予約不要
◆所在地
東筑摩郡明科町大字中川手4085（JR篠ノ井線明科駅より徒歩3分）
tel.0263-62-2360

大阪府
堺市

小山敦子先生〈心療内科〉

近畿大学医学部堺病院（心療内科・科長）

堺病院心療内科の科長を務める小山先生は心身症全般を専門とし、サイコオンコロジー（がん患者のメンタルヘルス）に力を入れています。

同科は男性医師一名以外は医師、臨床心理士などすべてのスタッフが女性。二〜三対一の割合で女性の受診者が圧倒的に多いこともあり、スタッフ全員で 女性にやさしい医療 を心がけています。

治療には身体症状に対しての対症療法のほか、抗不安薬や抗うつ剤を中心とした薬物療法と簡易精神療法、各種心理療法を併用しています。

また、更年期障害などを中心とする女性の心身症については婦人科と、一五歳以下の小児心身症については小児科と、各科とも連携をとりながら幅広い病気に対応。さらにフェミニストカウンセリングをはじめとする外部専門機関への紹介もスムーズに行なわれています。

「気のせい、自分が悪いなど、一人で思い悩まずにまず受診して下さい。どうすればちょっとでも楽になるかを一緒に考えていきましょう！」と、小山先生は早いうちの受診をすすめます。

なお、幻覚、妄想、アルコール・薬物中毒の方は精神神経科への紹介となります。

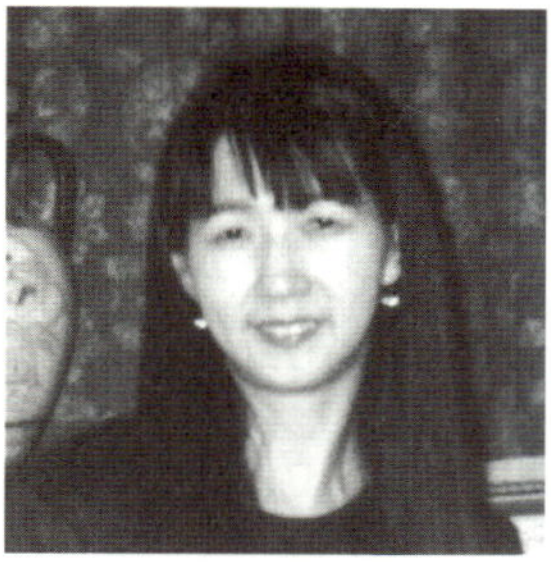

◆診療日時
［初診］月・水13〜16時
［再診］月・火・木9〜12時
◆受診方法
要電話予約
紹介状はあったほうが望ましい
◆所在地
堺市原山台2-7-1
（泉北高速線栂・美木多駅より徒歩7分）
tel.072-299-1120

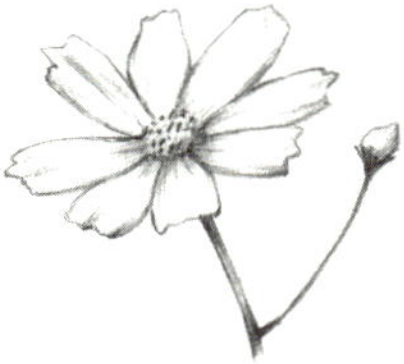

広島県
広島市

大田垣洋子先生〈精神科〉

県立広島病院（精神神経科・部長）

七五五床を有する総合病院の精神神経科部長として精神疾患全般を診ている大田垣洋子先生は「最近、女性の摂食障害の患者さんをはじめ、思春期の受診者や、うつ病、心身症の患者さんの受診が多いのが特徴です」と語ります。情報が氾濫する中で対人関係や家族との関係、将来への不安など、若い世代や女性の悩みに接している大田垣先生の専門は、心身症と摂食障害です。

「摂食障害は圧倒的に女性に多い疾患といえます。ですから同性としてできるだけ患者さんの声に耳を傾け、その上でアドバイスをするよう心がけています。とにかくどんな症状でも、ちょっと不調を感じたら気軽に、早めに受診することをおすすめします」と大田垣先生。

摂食障害の治療は外来のみでなく、状況に応じて入院治療も行なわれています。

そうした治療について大田垣先生は「摂食障害の治療には患者さんのみでなく、家族の方にも参加していただくなど、さまざまなアプローチを心がけています。また、摂食障害の治療には、長期間必要なケースもありますので、根気良く治療を続けることが大切です」と話します。

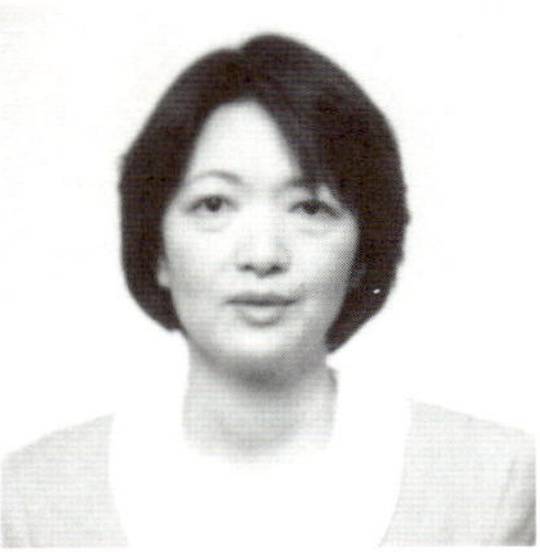

◆診療日時
月・水・木・金
8時30分～11時
（午後は予約のみ）
◆受診方法
紹介状があれば予約可
前医があれば要紹介状
◆所在地
広島市南区宇品神田1-5-54
（市内電車宇品線・比治山線「県病院前」電停から徒歩3分）
tel.082-254-1818

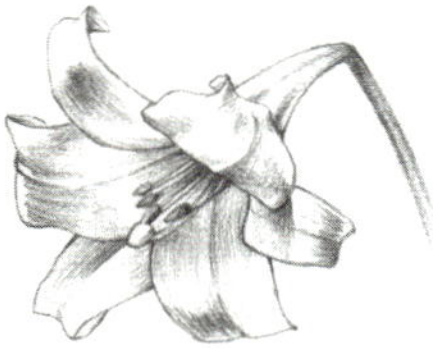

広島県
広島市

大澤多美子 先生〈精神科〉

広島市児童療育指導センター（医療部精神神経科・科長）

広島市児童療育指導センターは一八歳までの子どもを対象にあらゆる相談を受ける施設。医療部精神神経科の大澤先生は、自閉症を主とする発達障害医学や児童思春期精神医学が専門。子どもがセンターに来ない場合は親だけの相談にものっています。

自閉症や注意欠陥多動障害（ＡＤＨＤ）などは目に見えない障害のため、母親の育て方が悪いからと責められる女性も多いといいます。大澤先生はそうではないことをきちんと伝え、関わり方をアドバイスしながら「一緒に希望をもって歩んでいきましょう」と励まします。

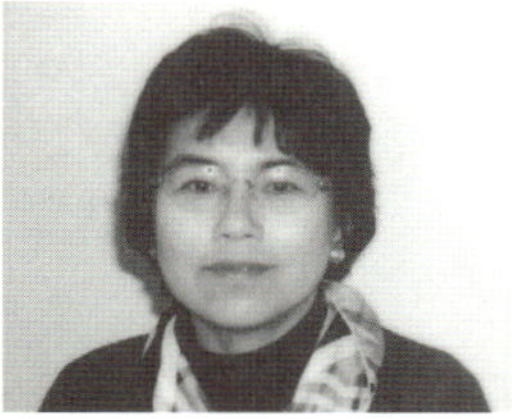

◆診療日時
月～金
8時30分～17時15分
◆受診方法
電話予約
紹介状はなくてもいいがあるほうが望ましい
◆所在地
広島市東区光町2-15-55
（広島駅新幹線口より徒歩10分）
tel.082-263-0683

熊本県
熊本市

境 多嘉子 先生〈精神科・神経科〉

さかいクリニック（院長）

精神科・神経科を掲げるこのクリニックの患者さんは約九割が女性だといいます。院長の境多嘉子先生は「女性の患者さんがほとんどという精神科クリニックは熊本ではめずらしいのではないでしょうか。女性と思春期のメンタルヘルスに力を注いでいることが自然に認知されているのだと思います」と語ります。また、「何かとストレスの多い中で暮らしていれば、心が疲れることもあります。そんなときには専門家の適切なアドバイスを早めに受けることが大切です。どんなことでも、まず相談していただければと思います」と話します。

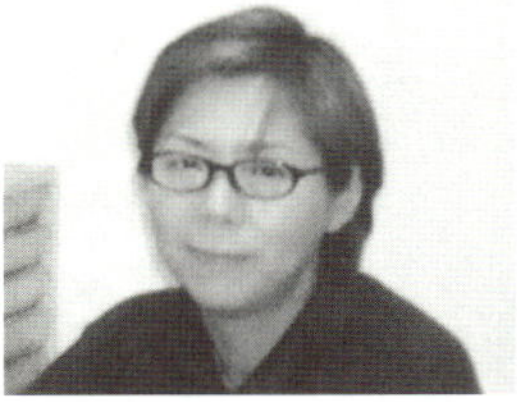

◆診療日時
月・火・木・金・土
9時30分～13時
14時30分～18時
（初診受付は11時及び16時まで。詳細は電話で）
◆受診方法
予約不要
紹介状はあれば助かる
◆所在地
熊本市辛島町6-2-6F
（熊本市交通センターより徒歩1分）
tel.096-323-5511

大分県
中津市

橋本眞子先生〈精神科・心療内科〉
心療クリニック済生堂

診療クリニック済生堂の橋本眞子先生は、精神科と心療内科一般を専門としています。

モットーは「凡事徹底」。それぞれの問題をその人らしく解決することを治療の目標と方針とし、日々診療に当たっています。「憂さ晴らし、愚痴聞き外来も目指し、もっと気軽に一般の方々に利用していただけることや、地域のメンタルヘルスの向上を願っています。女性の一生に起こるさまざまな問題を、心と体を大切にしながら一緒に解決していけたら…」と話す橋本先生。年に何回かは地域でメンタルヘルスの講演会も行なっています。

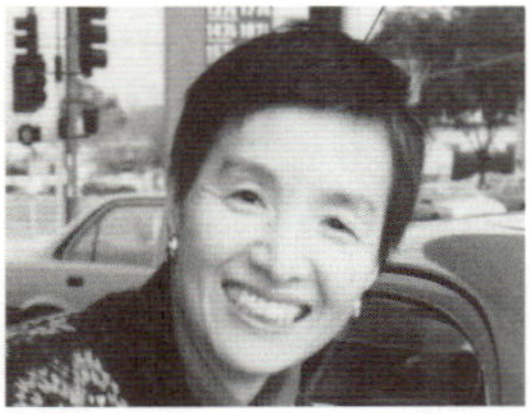

◆診療日時
月・火・水・金
9〜12時・14〜18時
木・土9〜12時
◆受診方法
初診時は電話予約か紹介が望ましい
◆所在地
中津市豊田町2-20
（JR中津駅より徒歩5分）
tel.0979-26-0670

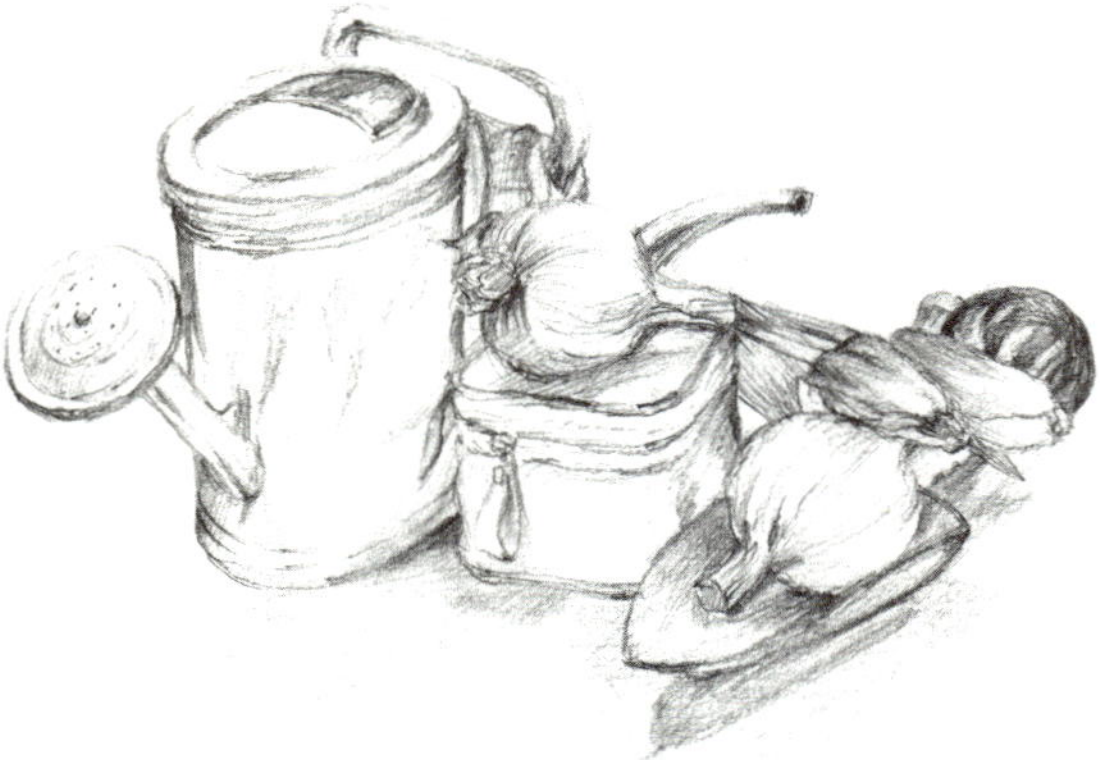

皮膚科

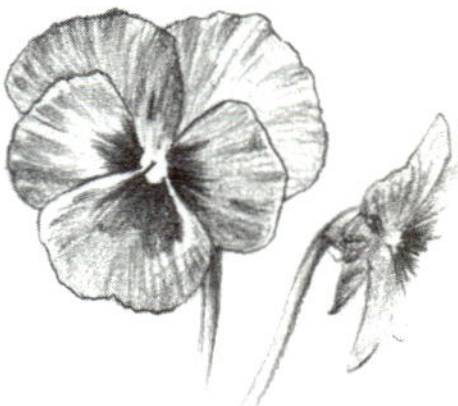

群馬県
前橋市

太田美つ子先生〈皮膚科〉

太田皮膚科医院（院長）

テレビや雑誌などで盛んに宣伝される化粧品。その化粧品は多種多様で、何が本当にいいのか、迷ってしまうほどです。

院長で皮膚科の太田美つ子先生は「化粧品そのものに問題があったり、使用方法が悪かったりして、皮膚炎を起こして来院される患者さんがいますが、そういう方には、炎症後のアフターケアをきめ細かくアドバイスしています。また皮膚は敏感で、体質や精神的な側面からも症状が出るため、漢方療法なども取り入れています」と語ります。ニキビの治療でも定評があります。

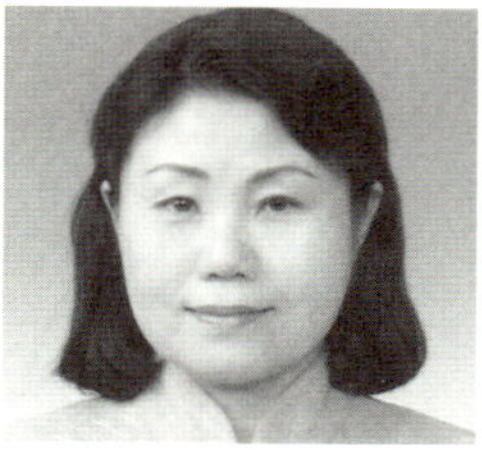

◆診療日時
月・火・木・金
9〜12時・14〜18時
水・土は午前のみ
◆受診方法
予約なし
紹介状不要
◆所在地
前橋市本町1-10-6
（JR前橋駅より車またはバス）
tel.027-221-3680

群馬県
高崎市

宮本涼子 先生〈皮膚科〉

佐藤皮膚科内科医院（院長）

院長の宮本涼子先生は、皮膚科一般が専門。中でもアトピー性皮膚炎や、小児乾燥性湿疹をはじめとする小児皮膚科に力を入れています。

先生自らも家庭では二人の子どもをもつお母さんということで「同性として、また幼い子どもをもつ母親として、皮膚の悩みを抱えた方たちに少しでも参考になるアドバイスができたらと考えています」と話します。

暖色系で調えられた院内には花や絵画が飾られており、患者さんがリラックスできるように配慮されています。

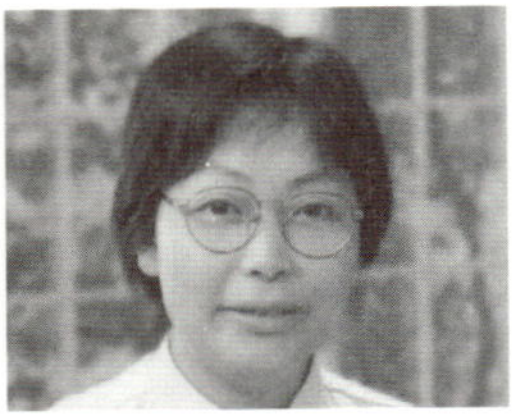

◆診療日時
月～金9～12時・15時30分～17時30分
土9～12時
◆受診方法
予約・紹介状不要
◆所在地
高崎市下横町9-2
（JR高崎駅より徒歩8分）
tel.027-322-2914

東京都
町田市

生野麻美子 先生〈皮膚科・アレルギー科〉

しょうの皮膚科（院長）

生野麻美子先生は皮膚科全般に対応していますが、中でも得意とするのは皮膚のアレルギー疾患やかぶれの治療。その一環として皮膚テストを取り入れています。

「急性の症状に対しては、少しでも速く治ることを一番に考えますが、慢性の症状に対しては、一人ひとりの症状に合わせてじっくり取り組んでいきます。必要のない検査・治療は行なわない方針です。また、ベストな治療の選択をするには患者さんの症状や生活スタイルについて理解することも大切です。率直にお話をいたしましょう」と話します。

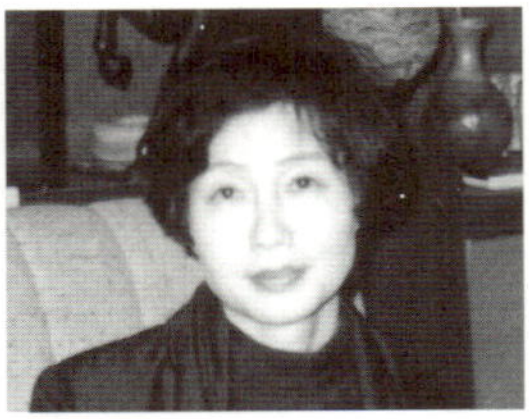

◆診療日時
月～土9時30分～12時30分・15～18時
（木休診。土は午前のみ）
◆受診方法
予約なし
紹介状不要
◆所在地
町田市金森571-7岩波ビル4F（小田急線・JR町田駅丸井前より9番バスで「金森2丁目」バス停下車）
tel.042-732-8411

東京都
港区

戸佐眞弓先生〈形成外科・皮膚科〉

まゆみクリニック（院長）

エイジングスキンケア（ケミカルピーリング等）専門のクリニック。

「女性として、自分が受けてみたいと思う治療を患者さんに提供したい」と語る院長の戸佐眞弓先生は「日本は本格的に高齢社会に突入しましたが、男女を問わず、健康で長生きできる社会が理想といえるでしょう。そのためには一人ひとりがいつも若々しく、きれいでいたいという姿勢をもち合うことが大切です」とも指摘。形成外科、皮膚科としてケミカルピーリング、レーザー治療、脱毛レーザーなどに取り組んでいます。

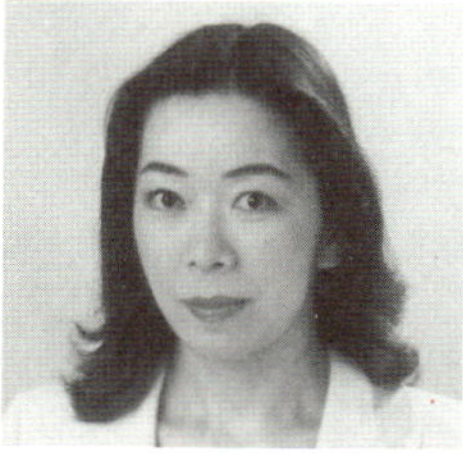

◆診療日時
月・火・水・金・土
11～14時・16～19時
（土は～18時）
◆受診方法
要電話予約
◆所在地
港区南青山2-22-2クインビル2F（地下鉄銀座線外苑前駅より徒歩3分）
tel.03-3404-0668

東京都
狛江市

細谷律子先生〈皮膚科〉

細谷皮フ科（院長）

皮膚科専門医で臨床心理士でもある細谷律子先生は、アトピー性皮膚炎、心身医学を専門としています。皮膚は心の表現の場でもあり、皮膚疾患には全人的なアプローチで治療する必要があると考える先生のモットーは、最新の情報を提供し、正確なアドバイスをすること。西洋、東洋の統合した医学が必要であると考え、ホメオパシーなどによる治療も取り入れています。「美しい皮膚でありたいと願うほど、反対に化粧などで肌をいたぶり続けていませんか？　心身ともに良い状態であることが、皮膚を美しく保つ一番の秘訣です」とアドバイスを送ります。

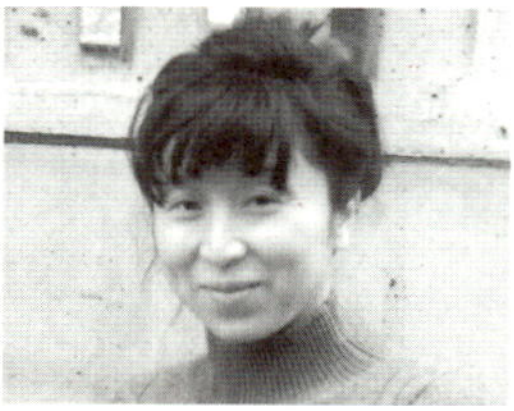

◆診療日時
月・火・金10～12時30分・15～19時
水15～18時
土10～12時30分
◆受診方法
外来受付で直接予約するか、電話予約。再診は自動電話にて予約
◆所在地
狛江市中和泉1-1-1狛江YSビル3F（小田急線狛江駅より徒歩1分）
tel.03-3430-5688

東京都
渋谷区

馬野詠子先生〈皮膚科・婦人科〉

Dr.マノメディカルクリニック（院長）

馬野詠子先生は、いつでも健康で美しくありたいという女性のニーズに合わせるかたちで、いち早くメディカルエステに取り組んできたといいます。また、皮膚科、美容皮膚科、婦人科を通してシミ、若返り、ニキビ治療、医療レーザー脱毛、ブライダル検診などにも力を入れており、「女性が美しくあるためには、健康であることが大事です。そのためには自分の体のことをよく知り、しっかりとした医療技術に基づいたエステをおすすめします」と語ります。

各種のハイテク機器も使用していますが、まずは皮膚科、婦人科の検診を受けるところから治療は始まります。「女性の美容と健康のことは、女性の方がわかることも多いと思います。ですからこの分野では女性の医師に診てもらうメリットは大きいのではないでしょうか。私たちは女性の体に優しい治療をモットーにしており、その一環として漢方を取り入れているのです」という馬野先生。

メスを使わずに若返りをはかる美容医療機器や、ニキビ集中治療の最新機器、特殊医療レーザー脱毛機器なども揃え、女性の体を第一に考えながら納得の美容医療を目指しています。

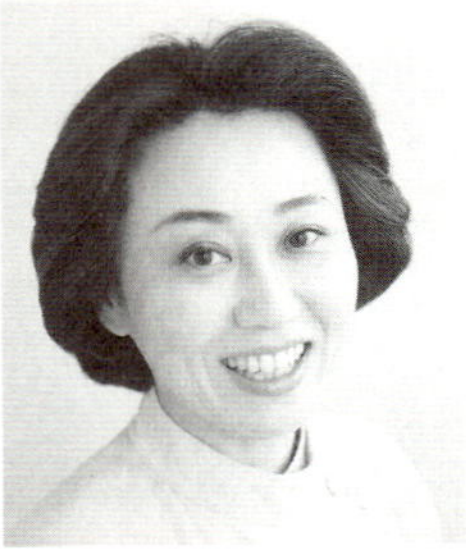

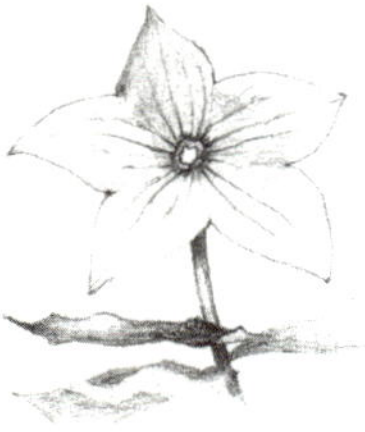

◆診療日時
月～金10～13時・14時30分～18時
土10～12時30分・13時30分～15時
◆受診方法
初診は時間をかけるので要電話予約
紹介状不要
◆所在地
渋谷区恵比寿1-7-13只見ビル2F
（JR・地下鉄日比谷線恵比寿駅より徒歩2分）
tel.03-3447-3313

東京都
渋谷区

水野惇子 先生〈皮膚科〉

スキンクリニック代官山（院長）

「少し前まで『年のせい』と諦めていた症状や皮膚病に対して、昨今の美容皮膚科学はめざましく進歩しつつあります。本当に諦めざるを得ないのか、今ならまだ何とかなるのか、完全に治すことが可能なのか、それを確かめる女性らしい情熱をなくさないで下さい」と話すスキンクリニック代官山の院長、水野惇子先生は、ニキビやシミ、アンチエイジング（主にシワ）の治療や対策などの美容皮膚科学に力を入れています。

もともと水野先生は、皮膚科一般を対象とした保険診療のみを行なっていましたが、エステや化粧品のトラブルで訪れる患者さんの多さから「皮膚のことは皮膚科医が一番詳しいはず」という思いを強めたといいます。

水野先生自身も、そろそろ本気で、将来のクオリティ・オブ・ライフを視野に入れたスキンケアが必要な年齢を迎えていたころ、いったいどこで何をしてもらえばよいのか、皮膚科医の自分にもはっきり分かっていないことに気付いたのだそうです。そこでまずは自己本位なこの要求に、皮膚科学的根拠に基づいた美容でしっかりと応じられるクリニックを実現させたいと思ったといいます。

現在は患者さんの立場になって、安心して肌のことを任せられる場所をと、一般の保険診療に加え、レーザー治療、ケミカルピーリング、イオン導入などの自由診療にも対応。ゆったりとしたスペースに個室の施術室なども完備して、皮膚科疾患の治療とともに、女性の「美しくありたい」という美容へのニーズにも応えられる体制を整えています。

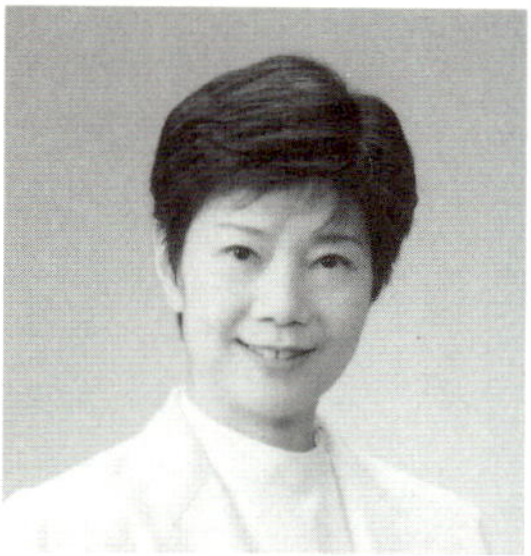

◆診療日時
月・火・金・土10〜12時30分・14時30分〜18時30分
◆受診方法
初診の場合は予約不要
紹介状不要
◆所在地
渋谷区代官山町17-1ザ・タワー302（東急東横線代官山駅北口より徒歩1分）
tel.03-5456-4120

東京都
中央区

堀内敏子 先生〈皮膚科〉

銀座皮膚科クリニック（院長）

銀座皮膚科クリニックでは、自費診療で一般皮膚科と美容皮膚科のきめ細かな診療を行なっています。約三〇年の診療経験を有する院長の堀内先生は、局所治療とあわせて生活指導やメンタルな部分も含めた全身治療を行なうことを心がけており、副作用のない、体にやさしい薬剤の使用がモットー。外用薬も個人に合わせて最適な薬を調合します。

「皮膚は時に内臓や心の状態を写します。外から薬や化粧品をつけるだけでなく、内側からキレイになりましょう」と堀内先生。スキンケアや化粧品についてのアドバイスも行なっています。

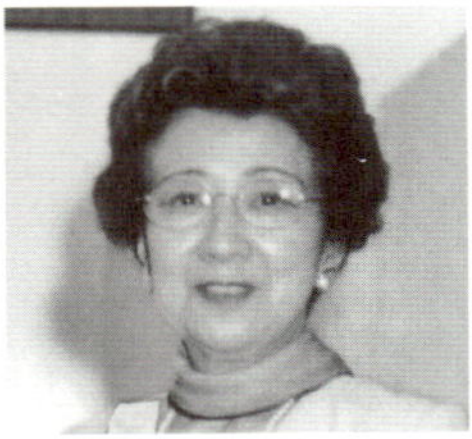

◆診療日時
月・火・木・金
完全予約制
◆受診方法
要電話予約
紹介状不要
◆所在地
中央区銀座1-8-21清光堂ビル4F
（地下鉄京橋駅より徒歩3分）
tel.03-3563-1268

愛知県
豊明市

松永佳代子 先生〈皮膚科〉

藤田保健衛生大学病院（皮膚科・教授）

藤田保健衛生大学病院は、愛知県東部に位置する規模の大きい大学病院。

皮膚科の松永先生は、かぶれなどの接触皮膚炎やアトピー性皮膚炎、スキンケアや美容皮膚学に力を入れています。

「女性にしか分からない心身の悩みは多いもの。皮膚の病で悩んでいらっしゃる女性は、まずいらして下さい。幅広い病気に対応できます」と話します。

モットーは患者さんの側に立った診療ということで、原因治療と生活指導にも重点を置いているといいます。

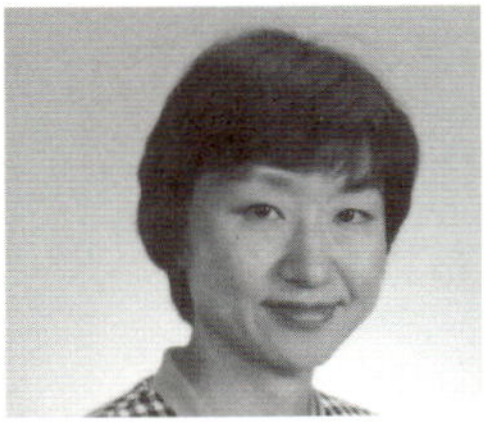

◆診療日時・受診方法
8時50分～11時30分・14～16時（各午前中は初診）
［皮膚アレルギー外来］
火・要予約
［コンサルテーション］
木・要紹介状
◆所在地
豊明市沓掛町田楽ヶ窪1-98（名鉄本線前後駅より大学病院行き名鉄バスで20分）
tel.0562-93-2191

大阪府
大阪市

小林裕美先生〈皮膚科〉

大阪市立大学医学部附属病院（皮膚科・助教授）

大阪市大附属病院は、高度医療をはじめ、診療研究、教育にわたって全国の大学病院の中でもトップクラスの病院です。

皮膚科の小林先生はアトピー性皮膚炎や皮膚疾患の漢方療法、食習慣と皮膚疾患の関係などについての研究と治療に力を入れています。

皮膚科は女性医師が多く、恥ずかしくて受診しにくいということがないよう、全スタッフが診察環境に細心の注意を払っているのが特徴。皮膚のトラブルに関するあらゆる相談に対応できるよう務めているのはもちろんですが、特に難病治療に積極的に取り組んでいます。現代西洋医学を駆使しながら的確な診断の上で生活習慣指導を重視し、漢方を併用。部分的な治療のみでなく、根拠にもとづいた全人的な医療に取り組んでいます。

「漢方で重視するバランスのとれた食習慣を大切にし、心身の健康度を高めることにより健やかな肌を取り戻していただくことを目指しています。さらに、スキンケアから化粧品の選び方にいたるまで、生活環境を含めた最新の情報についても、患者さんの側に立って提供できるようにしたいと考えています」と小林先生は話します。

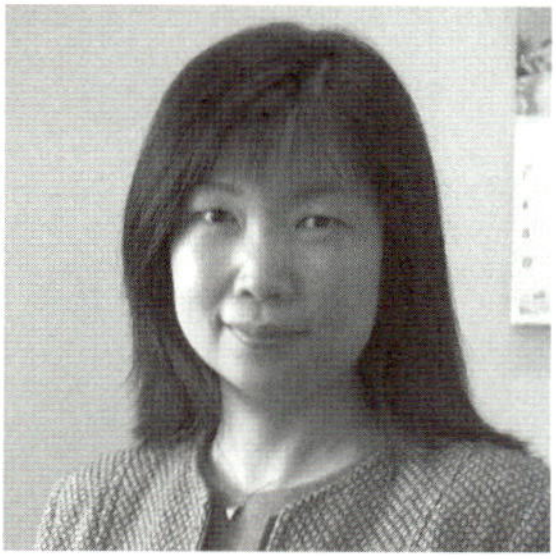

◆診療日時
火・木（木は再診のみ）
◆受診方法
外来担当医全員が同様の方針で最善の医療を提供できるよう努力しているため、基本的には来院順に担当医が決まる（初診受付は10時30分まで）。但し、担当医を指名した紹介状を持参の場合は、できる限り対応
◆所在地
大阪市阿倍野区旭町1-5-7
（JR・地下鉄天王寺駅、近鉄南大阪線あべの橋駅より西へ徒歩10分）
tel.06-6645-2121

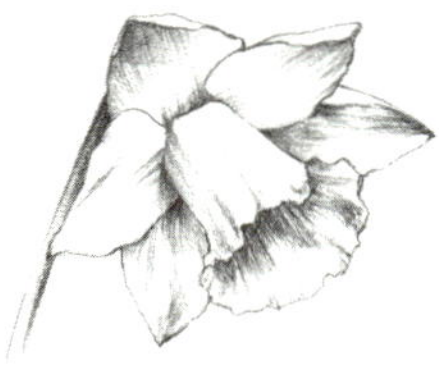

大阪府
大阪市

加藤順子先生〈皮膚科〉

加藤皮膚科（院長）

帝国ホテル隣接のＯＡＰタワーにあり、清潔で明るい雰囲気。話しやすい診療を心がける加藤先生は接触皮膚炎やアトピー性皮膚炎といったアレルギー性皮膚疾患を専門とし、ケミカルピーリングなどの美容皮膚科分野にも力を入れています。「患者さんが外観上気にするかどうかも治療の大切なポイント。特に女性の顔に発症する場合、化粧品と外用剤の共存をはかりながら生活上の注意点も考慮して、一緒に治していきましょう」と加藤先生。治療にはパッチテストなどを積極的に取り入れ、対症療法にとどまらず、原因検索を行なうようにしています。

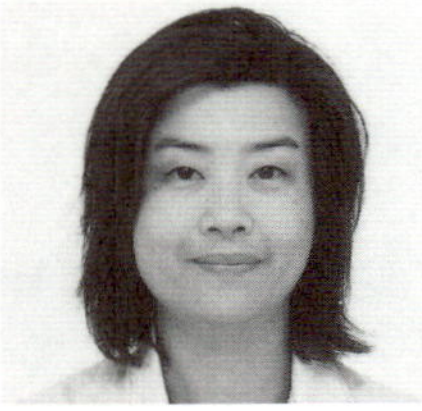

◆診療日時
月・火・水・金10～13時・15時30分～18時30分、土10～12時30分
◆受診方法
予約・紹介状は不要
◆所在地
大阪市北区天満橋1-8-30
OAPタワー12F
（JR大阪環状線桜之宮駅より徒歩8分またはJR大阪東西線大阪天満宮駅より徒歩10分）
tel.06-6356-3312

熊本県
熊本市

天野冨紀子先生〈皮膚科・形成外科〉

天野整形外科・あまの皮ふ科医院（副院長）

アトピー肌、敏感肌のためのアドバイスや美容相談に力を注いでいるという副院長の天野冨紀子先生。「診察に携わるということは、症状を診るだけでなく、患者さんのプライバシーにも関わることだと思います。ですから、同じ女性としてできるだけ女性の患者さんが気軽に相談できる相手でありたい」と話します。同医院は熊本で初めて、あざ、しみのレーザー治療をスタートし、〇二年で一〇年目を迎えたとのこと。これまでの症例数は約二七〇〇。院長が小児整形外科の専門医ということもあり、普段から子どもや女性の多い医院です。

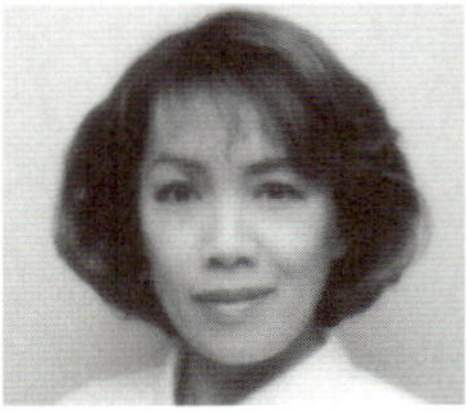

◆診療日時
月・火・木・金9～18時
水・土9～13時
◆受診方法
受付で指名を
紹介状は不要
◆所在地
熊本市田崎1-3-80
（JR熊本駅より徒歩13分またはバス停「田崎本町」下車）
tel.096-326-2002

内科・その他

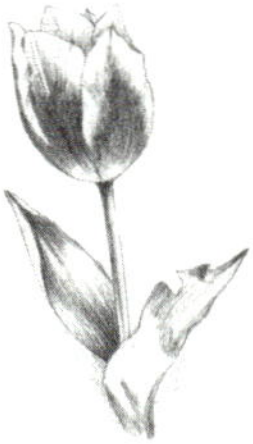

千葉県
市川市

木下敏子 先生〈小児科・アレルギー科・内科〉

高柳病院（院長）

女性に対して「自分を大切にして下さい」と話す木下先生は、心と体の両面から病気を見ていくことが大切だと考えています。三〇分以上かかるカウンセリングは時間的に無理ですが、できるだけ心理面に配慮した診察を心がけています。また小児科医の立場から、親が子どもをどう育てればいいか戸惑っている現状に「このままでは子どもたちがおかしくなるのでは」という危機感を抱いていたという木下先生。特定非営利活動法人（ＮＰＯ）子育てアドバイザー協会の理事の一人として、インターネット上で子育ての不安や悩みの相談にものっています。

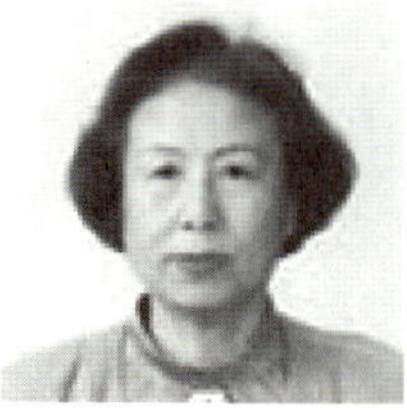

◆診療日時
火・木・土9〜12時
水14〜17時
◆受診方法
予約・紹介状不要
◆所在地
市川市南八幡4-3-7
（JR・都営新宿線本八幡駅より徒歩2分）
tel.047-376-2011

千葉県
浦安市

高橋久子 先生〈内科〉

頌栄会 ベイシティ クリニック（院長）

駅に近い高層ビルにある明るいクリニック。循環器内科が専門の高橋先生は生活習慣病の治療や病気の早期発見・指導のための健康診断に力を入れています。「温故知新の気持ちで、先人の業績と新しい知識を共に大事にしながら自分の診療に生かしています」と高橋先生。更年期前後のトラブルに対しては同性としてのアドバイスや漢方薬、ホルモン補充療法、抗不安薬の情報を提供し、各人にあった治療を選択しています。また、総合病院の外来レベルの検査はひと通り対応可能。診断をしっかり行ない、必要に応じて適切な専門医への紹介を行ないます。

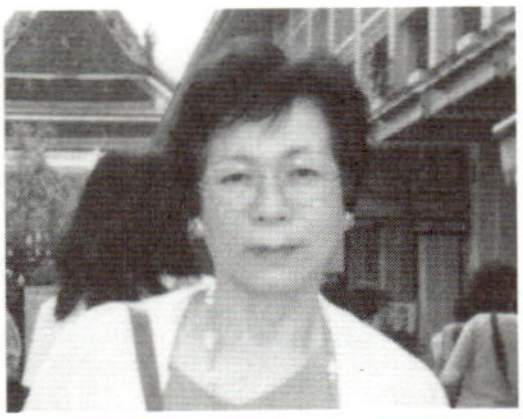

◆診療（受付）日時
月・火・木・金
9～12時・15～18時
水・土9～12時
◆受診方法
予約なし
紹介状不要
◆所在地
浦安市入船1-5-2明治生命新浦安ビル12F
（JR京葉線新浦安駅より徒歩2分）
tel.047-481-2738

千葉県
船橋市

堀野雅子 先生〈漢方全般・小児科・皮膚科・内科〉

堀野医院（院長）

院長の堀野先生は漢方治療を中心に小児科、皮膚科、内科の治療を行ないます。病院で多くの薬を渡され、その薬についての説明がほとんどないケースがありますが、薬づけの上に薬についての説明がないと患者としては不安になってしまいます。堀野先生は「薬は確かに大切です。しかしそれは必要最低限であるべきではないでしょうか。何よりも大切なことは、患者さん本人が病気を治そうという気持ちをもつことと、そこから出てくる自己治癒力なのですから。また、大事なことは、ストレスをためないで前向きに生きようとする姿勢です」と語ります。

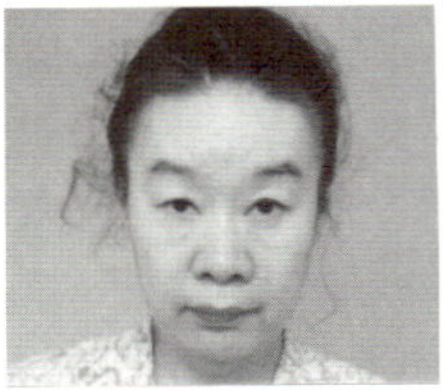

◆診療日時
月・火・木・金
9～12時・15～17時
土は午前のみ
◆受診方法
電話確認
◆所在地
船橋市緑台2-6-2-105
（JR船橋駅より1番船橋グリーンハイツ行きバス「グリーンハイツ中央」バス停より徒歩1分）
tel.047-447-1421

千葉県
浦安市

小林澄子 先生〈ペインクリニック・在宅医療〉

小林クリニック（院長）

小林先生は痛みの治療を行なうペインクリニックが専門。痛みの治療を外来で行なうほか、在宅ホスピスを中心とした在宅医療に力を注いでおり、九四年の開業以来、二〇〇人以上の在宅患者さんの診療に携わってきました。

アカウンタビリティ（説明責任）を徹底することを心がけているという小林先生。「ご自分で、ご自分の病状を正確に知ることが治療の第一歩です。それは在宅ホスピスについても同じ。患者さんの目線に立って、共に考えながら診療を進めていきたいと思っています」と話します。また治療に関しても症状だけに着目せず、生活習慣や環境なども考慮に入れて行なっているとのこと。「痛みの治療に関しては、トータルペインとして考えていきたいですし、在宅医療では患者さんのみならず、介護しておられるご家族も視野に入れたいと考えています」

また女性に向けては、次のようなメッセージを送ります。「女性はどんな局面でも（治療についても）ついつい頑張り過ぎてしまいます。頑張ってしまうあまりに結果を求め過ぎてしまう。完璧なんてないのですから、結果を求めるよりも、そこに至るプロセスを楽しみながら暮らしていきましょう」

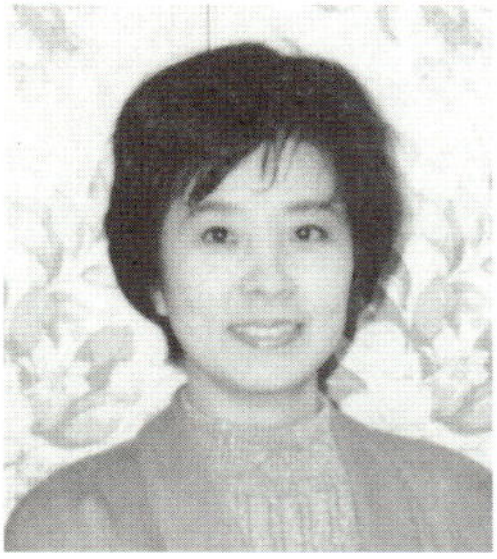

◆診療日時
月・火・木
10〜13時・16〜19時
水・土10〜13時
金16〜19時
◆受診方法
予約なし
紹介状不要
◆所在地
浦安市入船1-4-1-6F
（JR京葉線新浦安駅より徒歩2分／駅前のダイエーが入っているビル内）
tel.047-381-2200

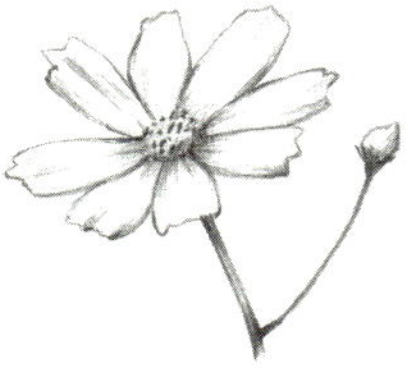

東京都
中央区

青木正美 先生

〈麻酔科（ペインクリニック）〉

青木クリニック（院長）

「痛み」を専門的に扱う外来専門のクリニック。適応疾患は腰痛、頚部痛、肩こり、頭痛、肩関節痛、帯状疱疹の神経痛など。神経ブロックと呼ばれる注射の治療をはじめ、理学療法や投薬、鍼治療などを行ないます。院長の青木先生は「痛みとは自分以外の人には決して分からない不愉快な感覚。特に男性医師とのコミュニケーション不足によって切り捨てられてきた痛みは少なくありません。そんなあきらめていた痛みに最も適した方法は何か、各人のライフスタイルに合わせて患者さんと一緒に考えながら治療を進めていきたいと思います」と話します。

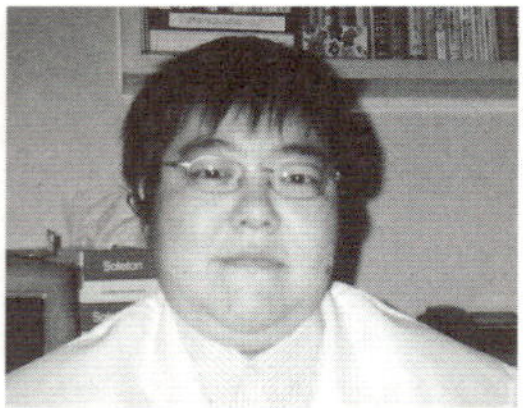

◆診療日時
月～金
9～13時・14～18時
◆受診方法
予約・紹介状不要
◆所在地
中央区銀座1-13-7木挽ビルBF
（地下鉄有楽町線銀座一丁目駅10番出口より徒歩2分）
tel.03-5250-0131

東京都
文京区

麻生佳津子 先生

〈ペインクリニック（麻酔・蘇生科）〉

東京医科歯科大学医学部附属病院（心身医療科）

ペインクリニック、とりわけ慢性疼痛や更年期障害などによる不定愁訴への対応に力を入れている麻生佳津子先生は「私たち人間がもつ四つの痛み（精神的・身体的・社会的・スピリチュアルな痛み）を癒すことを目的とし、対話医療を重視しています」と語ります。

痛みの原因や治療法を対話を通して探り、西洋医学的治療に加え東洋医学的治療も行なっているという麻生先生は「病いは呼びかけです。この痛みから解放されるときには、心身共に新しい人生が待っています」と励ましのメッセージを送ります。

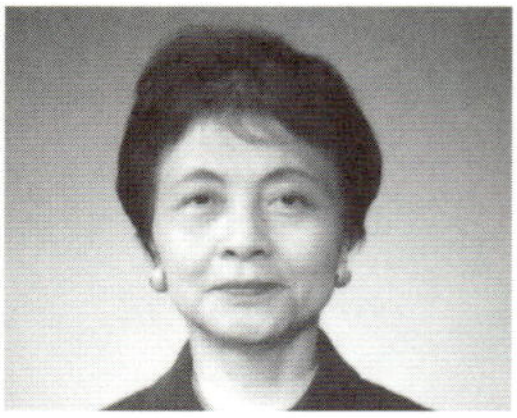

◆診療日時
火・金9～15時
（但し、初診は～11時）
◆受診方法
初診前に、まずは電話を
紹介状必要
◆所在地
文京区湯島1-5-40
（JR・地下鉄お茶の水駅より徒歩2分）
tel.03-5803-5685

東京都
杉並区

木村内子《ちか》先生〈眼科〉

木村眼科（院長）

元東芝病院の眼科部長で、院長の木村内子先生は、眼科一般を診療していますが、中でも角膜の疾患やドライアイ、シェグレン症候群（免疫機能の異常による乾燥症状で、目に異物感や乾燥感を訴える）の診療に力を注いでいます。

「患者さんの訴えを時間の許す範囲でよくお聞きし、当院で無理な疾患は長年の交友関係をフルに活かして、専門の先生を紹介しています」という木村先生。「女性には、育児や介護、仕事、更年期などによるさまざまなストレスから解放される場を提供したい」と話します。

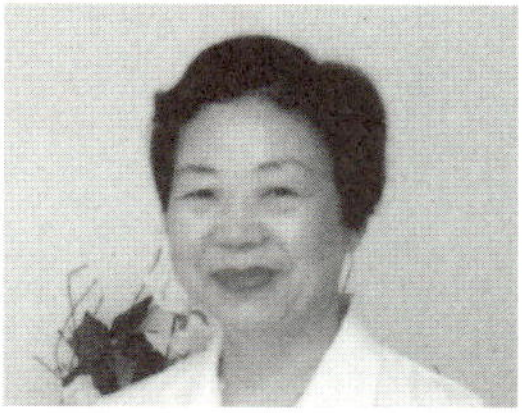

◆診療日時
月・火・木・金9時30分～12時30分・14時30分～17時30分、第2・4土9時30分～12時30分
◆受診方法
予約なし
紹介状はなくてもよい
◆所在地
杉並区西荻南2-24-15
藤和シティホームズ102
（JR中央線西荻窪駅南口より徒歩1分）
tel.03-5941-2450

東京都
港区

十字文子先生〈免疫・アレルギー〉

日本臨床アレルギー研究所（副所長）
新橋アレルギーリウマチクリニック

免疫・アレルギー疾患、特に小児や思春期、若年青年期のアトピー、アナフィラキシーを専門とする十字文子先生は「女性、男性問わず、アレルギー性疾患で悩んでいる方は多くいます。特に女性は繊細で、とても気にしている人がいるのです。そういう患者さんの場合、ゆっくりと時間をかけてお話を伺いながら、女性にしかわからない問題点を探り、最良の治療ができるよう心がけています」と語ります。

研究所では、アレルギー免疫疾患の中でも、難治の症例については、高度な知識と技術、経験を活かして最善の治療法を導入しています。

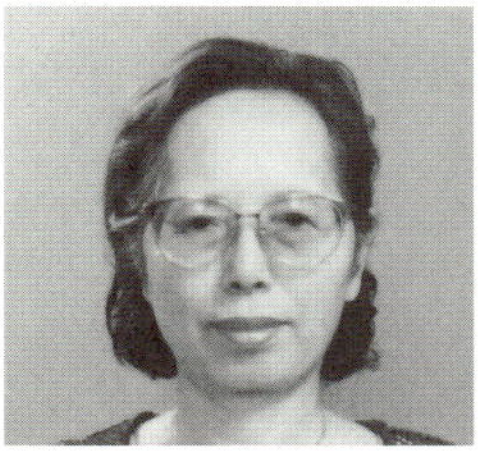

◆診療日時
月・火・金
10～13時・14～17時30分
◆受診方法
紹介状不要
◆所在地
港区新橋2-16-1-318
ニュー新橋ビル3F
（JR新橋駅より徒歩0分または地下鉄新橋駅より徒歩2分）
tel.03-3591-5464

東京都
港区

高岡邦子先生〈内科・循環器科〉

高岡クリニック（院長）

院長をはじめ看護師、事務員などスタッフはすべて既婚の女性。緊張感や不安感を抱いて訪れる受診者がほっとできるように、全員が笑顔と誠意をもって接するよう努力しています。

英語での診療も可能という高岡先生は循環器科、生活習慣病全般、運動療法が専門。予防医学も含め、親しみのもてる地域のかかりつけ医を目指し、何よりも患者さんとの信頼関係を大切にした診療を心がけています。「悩むよりとにかくご相談下さい。お薬のことなど何でもご相談にのります。心身共々健康が一番。健康はあなたの輝きです」と話します。

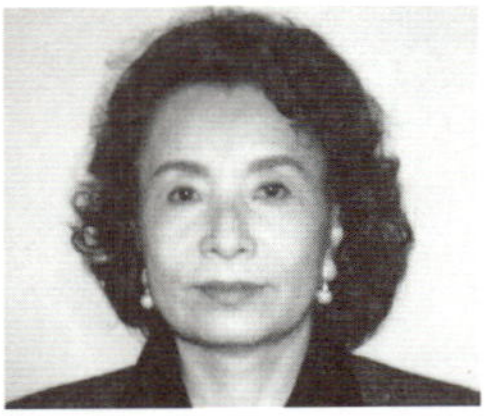

◆診療日時
月～金10～12時30分
14時30分～17時30分
◆受診方法
予約・紹介状不要（検診、人間ドックは予約制）
◆所在地
港区赤坂3-15-9萬屋ビル5F（営団地下鉄千代田線赤坂駅より徒歩2分または銀座線・丸の内線赤坂見附駅より徒歩4分）
tel.03-3505-0300

東京都
三鷹市

高木嘉子先生〈内科・小児科〉

ヨシコクリニック（院長）

「病は気からと言いますが、心が冷えてくると心が乱れる、体が冷えると心身共に疲れ、病が起こります」という高木先生は西洋医学だけでは補えない症状を「冷え」に注目して治療します。自律神経失調症をはじめとする不定愁訴は冷えが原因となっていることも多いため、日々冷えに注意することが重要。病をもとから治すためにも漢方を中心とした治療を行なっています。「女性は冷えやすく心が乱れやすいもの。生理を整え常に体を温かく保ち、心穏やかに笑顔を保てるように、そして日々太陽となって過ごして欲しい」と話します。

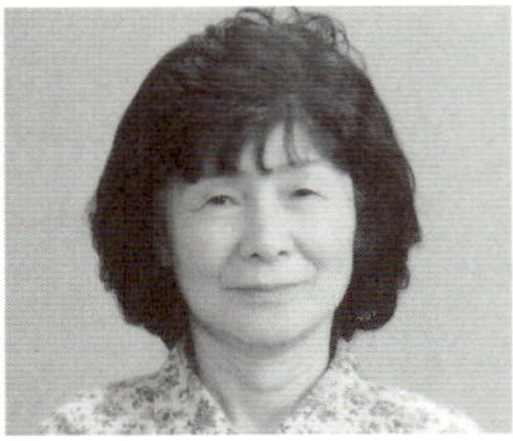

◆診療日時
月～土9～10時
月・木16～17時
◆受診方法
予約・紹介状不要
◆所在地
三鷹市井口1-22-24
（JR中央線武蔵境駅南口2番バス乗場から境92か境93のバスで「日本製鋼住宅前」バス停下車）
tel.0422-32-5517

東京都
渋谷区

角尾《つのお》知砂 先生〈内科・胃腸科・婦人科〉

西島クリニック（院長）

角尾先生は症状を臓器別に見るのではなく「体はひとつ＝ホリスティックメディスン」の考えで診療を行ないます。内科、婦人科などすべて総合診療科として検査・診療。必要に応じて同じビルの一階にある東洋医学・心療内科と連携して治療を行なったり、受診者に適した専門医に紹介します。

「何科に行けばいいか分からない方や、臓器別の診療に満足できない方、ホリスティックメディスン、東洋医学と西洋医学のハーモニーを体験しにいらして下さい」と角尾先生。更年期外来（要電話予約）も行なっています。

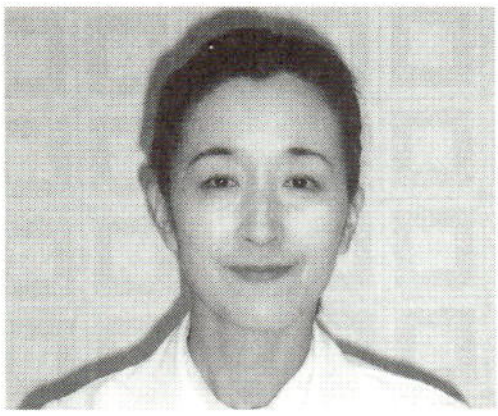

◆診療日時
月〜金
9〜13時・15〜18時
◆受診方法
午前中は予約なし。午後の婦人科の診療は15〜17時に電話予約
紹介状不要
◆所在地
渋谷区渋谷3-9-9東京建物渋谷ビル2F
（渋谷駅より徒歩3分）
tel.03-3400-3637/3431

東京都
新宿区

原 まさ子 先生〈内科〉

東京女子医科大学膠原病リウマチ痛風センター（教授）

女子医大の付属施設であるセンターでは、リウマチ性疾患（膠原病、リウマチ、痛風など）専門のセンターとして内科、整形外科、リハビリが協同で診療にあたります。外来専門ですが入院・手術が必要な場合は同大学付属青山病院で同じスタッフが対応するなど、関連施設間で連携が図られています。難病というイメージが強いリウマチ性疾患は女性に多い病気。「病気と上手く付き合う前向きな姿勢で治療を受けて下さい」と話す原先生は、各人の生活周期に合わせて病気をコントロールし、充実した日常生活を送ることを目標に治療を行なっています。

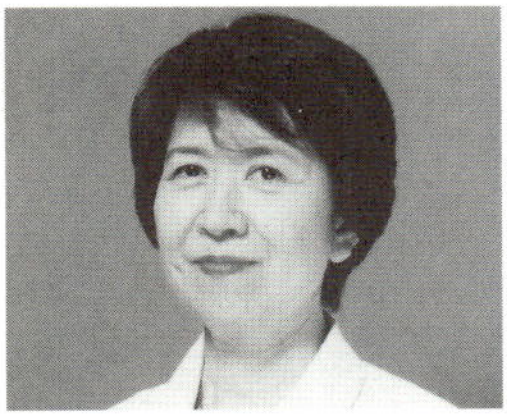

◆診療日時
火・木9〜15時
◆受診方法
電話予約。かかりつけの医師がいればできるだけ紹介状持参
◆所在地
新宿区河田町10-22（都営大江戸線若松河田駅より徒歩3分または新宿駅西口より都バスで終点「東京女子医大」バス停下車）
tel.03-5269-1711

東京都
新宿区

弘岡順子 先生〈アレルギー科〉

順正会 ヒロオカクリニック（副院長）

昨今、悩んでいる人が多いアレルギー症。ぜんそくやアトピー性皮膚炎、花粉症で訪れる患者さんに接している副院長の弘岡順子先生は「家庭医のあたたかさをもちながらも、常に最新の医療情報にアンテナを張りながら、診療にあたっていきたい」と考えています。特に弘岡先生は「病気があったとしても、それで落ち込んだり、卑屈になったりすることなく、病気と上手に付き合いながら、積極的に生きようとする姿勢が大事ですね。私たちは、そのために最善のお手伝いをしたいと思っているのですから」とも話します。

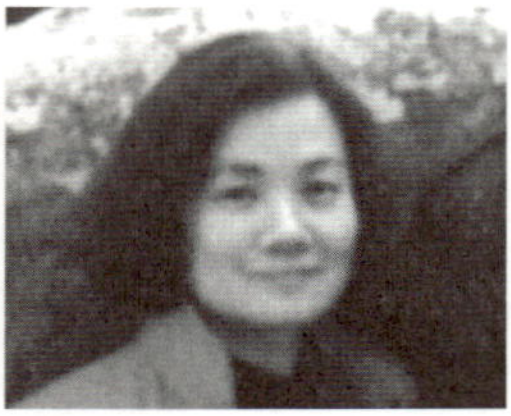

◆診療（受付）日時
月～木8時45分～12時30分・14～16時30分
土8時45分～12時
◆受診方法
紹介状不要
◆所在地
新宿区新宿2-3-11東建御苑前ビル3・4F（地下鉄丸ノ内線新宿御苑駅・新宿線新宿3丁目駅より徒歩3分またはJR新宿駅より徒歩8分）
tel.03-3225-1666

東京都
文京区

森津純子 先生〈がん医療相談・心とからだの健康相談〉

ひまわりクリニック（院長）

がんを告知された患者さんや家族を対象にした医療相談や拒食症、心身症、さらには仕事上の悩みやストレス、家族関係の悩みなどのカウンセリング、相談を専門とするクリニック。

院長の森津純子先生は「家庭の応接間にいるようなくつろいだ雰囲気の中で、気軽に相談していただければと思っています。また、『こんなつまらない質問をしても大丈夫かしら』と心配される方も多いのですが、『つまらない悩み』に思えることが、実は大切な問題である場合が多いものです」と語ります。相談こそが、主体的な治療といえそうです。

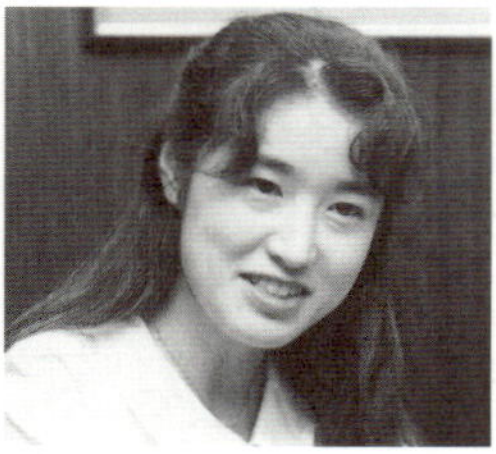

◆診療日時
月～木10～17時
◆受診方法
完全予約制（自由診療）
紹介状不要
◆所在地
文京区小石川5-4-13サンフラット茗荷谷305（地下鉄丸ノ内線茗荷谷駅より徒歩5分）
tel.03-3941-9024

東京都
中央区

村崎芙蓉子先生〈更年期医療〉

女性成人病クリニック（院長）

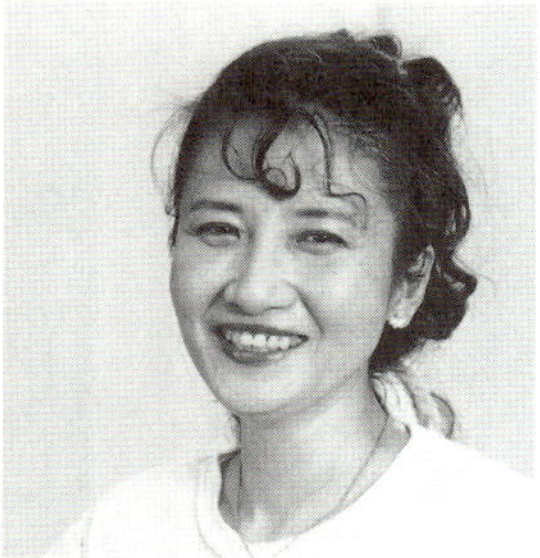

◆診療受付
火・木・金
10時30分～17時
◆受診方法
必ず電話で予約
◆所在地
中央区銀座6-11-14アセンド銀座ビル3F（地下鉄銀座線銀座駅A3出口より徒歩3分）
tel.03-3573-1008

東京・銀座にある女性成人病クリニックは、九二年の開院以来、男女を問わず更年期医療に専門的に取り組んでいます。

院長の村崎先生はもともと循環器内科が専門。現在も他院では循環器科の診療を続けていますが、同クリニックでは、更年期医療を主体にしています。更年期医療では症状や臓器で患者を区切るのではなく、全人的に見ることが必須。そのためカウンセリングにも力を入れています。

村崎先生が目指すのは、個人に合わせたオートクチュールの医療。受診者の話をじっくりと聞き、説明を十分に行なうため、自由（自費）診療となっています。

患者さんの費用面での負担は大きくなりますが、その反面、いくつもの利点があげられます。たとえば医療保険の適用が難しいＨＲＴ（ホルモン補充療法）や漢方治療が可能。また、保険診療では一度に出す薬の量は二～四週間分という制約がありますが、二～四カ月分まとめて出すことができることも、遠方から訪れる患者さんにとって大きなメリットといえるでしょう。

「女性ばかりのスタッフです。安心して何でも話して下さい。予約の電話をした時点からカウンセリングは始まります」と村崎先生。このほか、同クリニックでは婦人科の堀口雅子先生、加藤季子先生（一〇九頁掲載）、中医の劉影先生（一七五頁掲載）らが納得のいく診療を心がけています。さらに第三木曜の午後には、東京女子医科大学・第二外科講師の神尾孝子先生（一三九頁掲載）による乳腺超音波検査も行なっています。

東京都
中央区

矢部利江 先生〈耳鼻咽喉科〉

やべ耳鼻咽喉科（院長）

のどが痛い、咳・鼻水が止まらない、めまいがするといった耳、鼻、のどの疾患はもちろん、首や顔面のしこりやはれ、顔面神経麻痺などの頭頸部の疾患も治療。アレルギー性鼻炎に対してはアレルギー反応を起こす部分の粘膜を焼き固める「アルゴンプラズマ手術」を積極的に進めています。

矢部先生はできる限り患者さんの話を詳しく聞くのがモットー。「さまざまな役割をもちハードな毎日を送る現代女性を、同じ女性の立場でサポートできればと思います」と、オフィス街のビルにある診療所ですが、あたたかい雰囲気を目指しています。

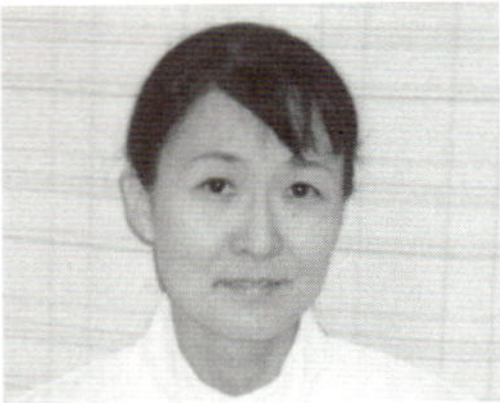

◆診療日時
月～金
10～13時
14時30分～18時
◆受診方法
予約・紹介状不要
◆所在地
中央区銀座1-6-13
106ギンザビル4F
（JR有楽町駅より徒歩5分
または地下鉄有楽町線銀
座一丁目駅6番出口より
徒歩1分）
tel.03-3538-6366

東京都
港区

山口時子 先生〈肛門科・胃腸科〉

マリーゴールドクリニック（院長）

花の絶えない明るくモダンな院内、肛門科とついていない病院名など、訪れやすい雰囲気。

山口先生は受診者の不安を取り除くよう笑顔で接すること、患者さんと共に歩む「医患共働作戦」の実践をモットーにしており「一人で悩んでないで気軽にいらしてみて下さい。解決できることがたくさんあります。おしりの悩みなんか吹き飛ばして、楽しい生活を送りましょう！」と話します。肛門科は診断から手術まで、胃腸科は胃内視鏡・大腸内視鏡検査、内視鏡によるポリープ切除などを行なっています。ちなみに肛門科手術は外来でも可能です。

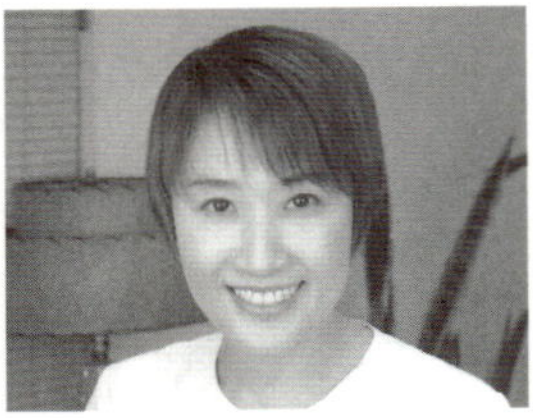

◆診療（受付）日時
月・火・水・金
9時30分～12時30分・16～
17時30分
土9時30分～11時30分
◆受診方法
紹介状不要
◆所在地
港区赤坂3-2-2アマンド赤
坂ビル4F
（地下鉄丸ノ内線・銀座線
赤坂見附駅より徒歩1分）
tel.03-3582-3131

東京都
世田谷区

劉《りゅう》 影 先生〈中医学〉

未病医学研究センター（代表／医学博士）

自覚症状はないが、検査では異常が見られたり、放置すると病気になる「未病」（半健康人）の人を対象に、病気にならないためのアドバイスや処方、治療を行なっている劉影先生。東洋医学（漢方医学）が専門の劉先生は、その目的をこう話します。「未病医学とは、自己治癒力を高めることで、そのことが予防医学につながります」。

また、西洋医学と東洋医学の良さを融合した未病医学の研究にも力を注ぎたいという劉先生は「こうした未病医学は、生活習慣病の予防にも有効ですし、特に女性におすすめします」と語ります。

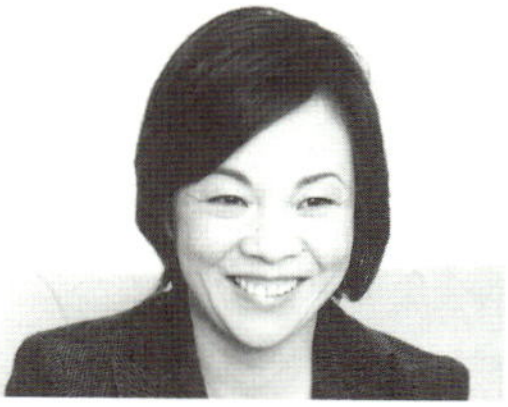

◆未病についての相談日時
月・火・木・金
11～18時
◆相談方法
紹介状不要
◆所在地
世田谷区砧6-9-3-502
（小田急線祖師ケ谷大蔵駅より徒歩7分）
tel.03-3416-3352

東京都
港区

渡邉賀子 先生〈漢方（東洋医学）〉

北里研究所 東洋医学総合研究所（漢方科）

渡邉先生は漢方が専門で、冷え症をはじめ、現代医学的には病気とみなされない、または疾患予備軍と考えられる諸症状の治療に力を入れています。研究所隣接の北里研究所病院の総合内科や婦人科とも協力しあい、現代医学と東洋医学の双方から月経に付随する悩みや不妊、更年期など女性特有の症状にアプローチします。「一般的には手軽な顆粒状の漢方エキス製剤を用いることが多いようですが、ここでは症状や体質に細やかに対処できるように、昔ながらの生薬の煎じ薬をお出ししています」とのこと。なお、診療は保険適応外の自由診療となっています。

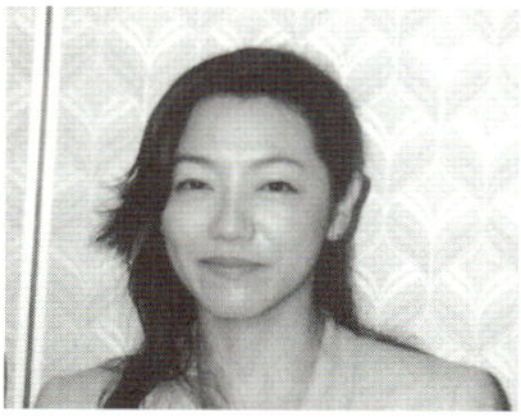

◆診療（受付）日時
木13～15時30分
◆受診方法
要電話予約
紹介状不要
◆所在地
港区白金5-9-1（地下鉄日比谷線広尾駅より徒歩10分またはJR恵比寿駅・渋谷駅より田町駅行きバス「北里研究所前」下車）
tel.03-5701-6169（予約電話／平日8時30分～11時・12～16時）

神奈川県
横浜市

入野靖子 先生〈漢方〉

横浜ぴおシティ東洋診療所

内科、耳鼻科、婦人科を設けていますが、診療は漢方中心。入野靖子先生は「何か症状が表われても、その部分だけを診るのではなく、体全体を診るという視点で患者さんに接しています。その上で、適切な対応をし、患者さんの自然治癒力が高まるようお手伝いするのです」と語ります。

最近は花粉症の悩みで訪ねる患者さんなどが多いようですが「さまざまなアレルギー症や花粉症でも、一人で悩まず、まず相談していただければと思います。体質改善も含めて、いろいろアドバイスができますから」と入野先生は話します。

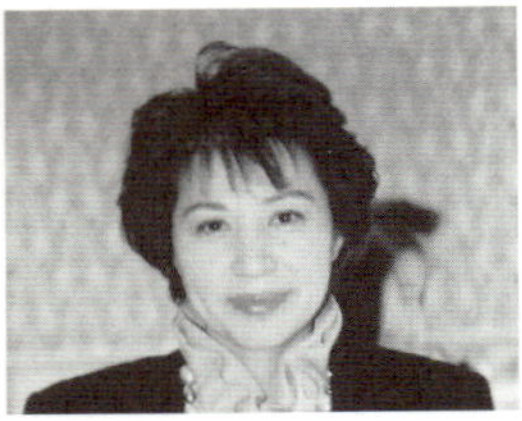

◆診療日時
月・火・金
9時30分〜12時30分
13時30分〜17時
◆受診方法
紹介状不要
◆所在地
横浜市中区桜木町1-1
ぴおシティビル5F
(JR京浜東北線・東急東横線桜木町駅より徒歩1分)
tel.045-212-1640

長野県
松本市

河野直子 先生〈麻酔科〉

河野外科医院(副院長)

ペインクリニックが専門の河野直子先生は「我慢せず、遠慮せず、恥ずかしがらず体の状況を話していただきたいと思います。必要な検査もしますが、話し合いの中から痛みや体の不調の原因が見えてくることもあります」と話します。その上で腰痛や肩こり、膝の痛みなど、女性に多い疾患に対し、神経ブロック療法を中心として漢方治療、鍼治療、理学療法などを組み合わせた治療を行ないます。また河野先生は病気の治療は患者さんと二人三脚で行なうという基本理念を理解していただくため十分話し合い、信頼関係を築くことを心がけているそうです。

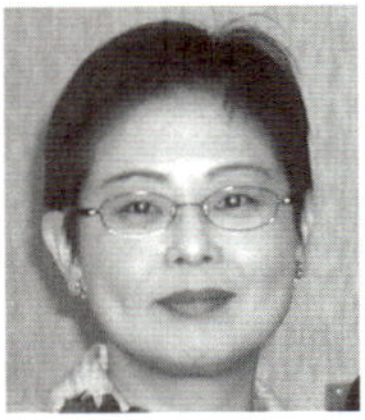

◆診療日時
月・水・金9〜12時・14時30分〜17時
火・木・土9〜12時
◆受診方法
要電話予約(「副院長希望」と伝えること)
紹介状不要
◆所在地
松本市元町1-8-29
(JR松本駅より北市内循環バスで「元町中」バス停下車)
tel.0263-32-6707

大阪府
大阪市

永島知子 先生〈内科・東洋医学〉

ながしま東洋医学専門クリニック（院長）

東洋医学全般を専門とする永島先生は、肌や月経の悩みから重篤な病気まで、幅広い治療を行なっています。力を入れているのは、漢方の煎じ薬（エキス剤もある）と体のゆがみを整える操体法、そしてお喋り。

「漢方は、特に女性には良い薬です。草花のエネルギーが無理なく体を整えてくれます。ただし、苦い薬は飲めない（それほど困っていない）方には合わないかもしれません」と永島先生は話します。なお、ながしま東洋医学専門クリニックでは西洋医学的な診断・治療は行なっていません。

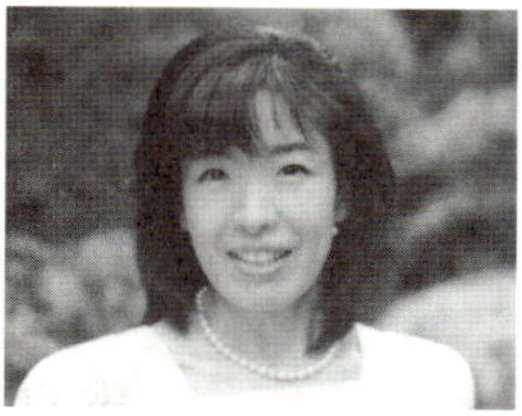

◆診療（受付）日時
月・水・金10〜13時・16〜18時（月は〜19時）
火と第1・3土10〜13時
◆受診方法
完全予約制
紹介状不要
◆所在地
大阪市中央区南船場3-3-29
（地下鉄御堂筋線・長堀鶴見緑地線心斎橋駅2番出口より徒歩5分）
tel.06-4704-5430

大阪府
大阪市

藤谷宏子 先生〈アレルギー科・小児科〉

博友会 藤谷クリニック（院長）

藤谷クリニックの院長、藤谷宏子先生は、アレルギー疾患の患者さんを中心に診療を行なっています。アレルギー疾患には何らかの原因があり、その原因を突き止めることが治療の第一歩と考えている藤谷先生は、いろいろな検査などでアレルゲンを調べ、抗アレルギー剤や漢方、食事療法を行なっています。また、栄養士による食事指導、カウンセラーによる心理療法もあわせて活用しています。

「アレルギーを通して食生活や日常生活を見直し、気持ち良く生活していただきたいと考えています」と藤谷先生は話します。

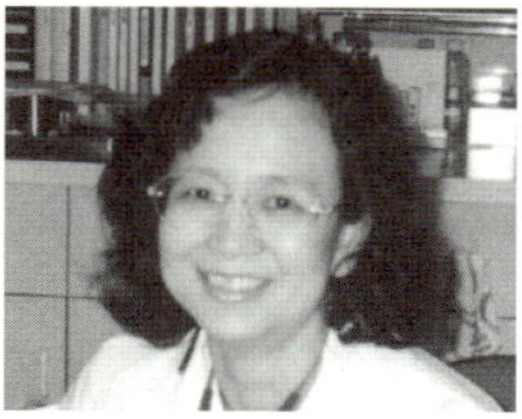

◆診療日時
月〜土9時30分〜14時
（木・金午後と第4・5土は休診）
◆受診方法
紹介状不要
◆所在地
大阪市天王寺区上汐3-1-25
モリビル3F
（地下鉄谷町線・千日前線谷町9丁目駅または近鉄上本町駅より徒歩3分）
tel.06-6771-5315

大阪府
大阪市

伏見尚子先生〈内科〉

住友病院（顧問）

内分泌や代謝を専門とし、糖尿病、高脂血症、肥満症の治療に力を注いでいる伏見先生は「健康で元気に長生きできるよう、いろんな意味で応援いたします。特に女性は閉経後、血糖値やコレステロールが増加し、男性よりも心筋梗塞などが増加するという特殊性があります。自覚症状がなくても検査を受けて、早めの治療を心がけて下さい」と話します。

伏見先生が顧問を務める住友病院は五〇〇床を有し、〇一年に新病院を新築したばかり。全フロアがカーペット敷きで、静かで落ち着いた環境に高度医療設備を整えています。

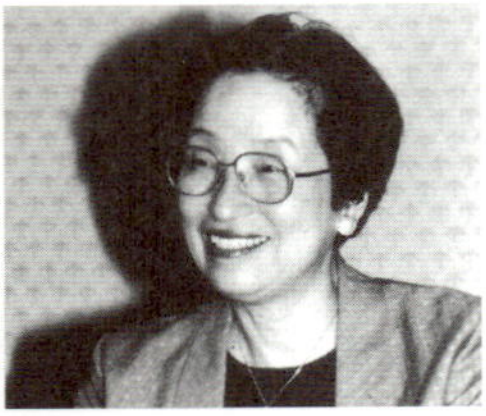

◆診療日時
月・火・水
8時45分～11時30分
（火は午後診療もあり）
◆受診方法
月・火・水の11時30分までに受付。要紹介状
◆所在地
大阪市北区中之島5-3-20
（JR福島駅より南へ徒歩15分または地下鉄四つ橋線肥後橋駅3番出口より徒歩10分）
tel.06-6443-1261

兵庫県
尼崎市

横田直美先生〈内科・漢方〉

よこたクリニック（院長）

横田直美先生と日下雪美薬剤師の姉妹が力を合わせ診療に臨むクリニック。

東洋医学と西洋医学双方の良い点を活かし、一人ひとりの体質に合わせた医療を実践。心と体を一体としてとらえ、全体のバランスを取り戻すことにより、病を癒すよう心がけています。診療内容は風邪やぜんそく発作などの急性疾患から、高血圧、糖尿病、高脂血症などの慢性疾患、月経異常や更年期障害など女性特有の症状や悩みまで。「はっきりしない症状でも、気軽にご相談下さい」と横田先生。漢方薬も保険が適用されます。

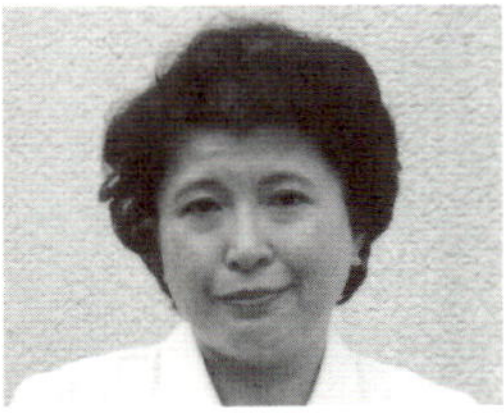

◆診療日時
月・水・木・土9～12時
月・火・水・木14～17時
◆受診方法
紹介状不要
今までの薬のデータがあれば持参
◆所在地
尼崎市塚口町3-37-1
（阪急神戸線塚口駅北徒歩7分）
tel.06-6421-7177

大阪府
豊中市

行岡陽子 先生〈眼科〉

千陽会 行岡眼科（理事長）

コンタクトレンズについての相談を含め、眼科一般診療を行なう行岡眼科は、七十有余年現在の場所にあり、地域に密着した診療所として住民の信頼を得てきたといいます。

現理事長の行岡陽子先生は、受診者の立場に立って訴えをよく聞き、時には他科のことや家族関係にもアドバイスを送ります。

また診察の際には、親切に分かりやすく説明することを心がけており、スタッフにも「患者さんの立場に立って対応するように」と、日々指導しているそうです。

「女性、特に主婦は、家庭のかなめとなる存在です。精神的、肉体的に女性の健康を守るということは、家族の健康を守ることにつながり、ひいては社会にとっても大変重要なことだと考えています。女性はどうしても我慢しがちな人が多いようですが、具合が悪いかもしれないと思ったら、できるだけ早く専門医に相談して、病気の早期発見・早期治療を心がけていただきたいと思います。それが自分だけでなく、周囲のみんなを幸せにすることにつながるのですから」と、行岡先生は女性に向けてメッセージを送ります。

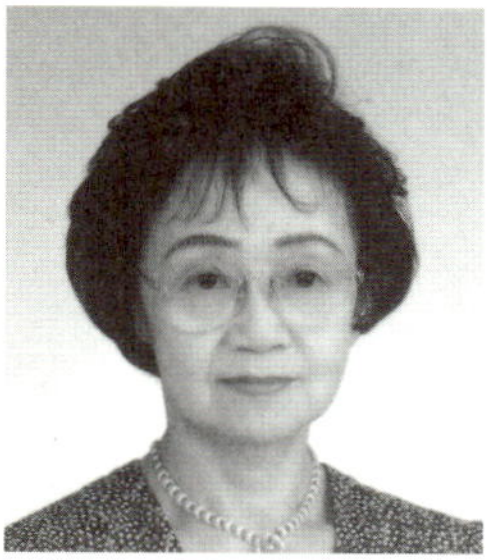

◆診療日時
月・水・金
9〜12時・17〜19時
火9〜12時
土9時30分〜12時
◆受診方法
診療時間内に電話を
紹介状不要
◆所在地
豊中市新千里南町2-11-5
（北大阪急行桃山台駅から
阪急バスにて「南町2丁目」
バス停下車）
tel.06-6871-0317

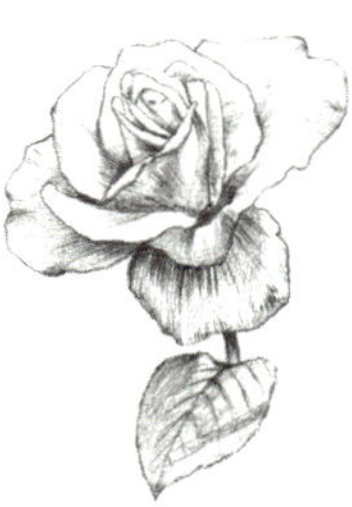

兵庫県
尼崎市

西森婦美子 先生〈東洋医学〉

兵庫県立尼崎病院（東洋医学科・医長）・兵庫県立東洋医学研究所

「体調不良におそわれ、長引くと一緒に気持ちも弱りがち。体や心に生じた不調を漢方の言葉で解釈しなおし、分かりやすい言葉で提示すると、それだけで心が整理されて立ち直ってくる人も多々あります」と話す西森婦美子先生は、漢方薬（煎じ薬・エキス剤）治療が専門。気管支ぜんそくなどの呼吸器疾患をはじめ、アレルギー疾患、月経にまつわる婦人病、整形外科疾患やリウマチ、痔疾、体調不良など、漢方が有用な疾患は多岐に渡ります。

尼崎病院では東洋医学科が独立しており、保険適用で毎日外来診療を行なっています。同敷地内に研究所があるのも特徴で、生薬や鍼灸に関する基礎研究と並行して、付属の診療所で鍼灸治療（保険適用）や漢方薬治療（保険外）を行なっています。

「漢方薬を飲み診察を受けると、そのつど医師から体調に関するきめ細かい質問を受け、これに答える。何度か繰り返す内に自分の体が発する声を聞いてやれるようになってきます。前向きに努力する方は必ず良くなります」という西森先生は、慢性疾患の患者さん一人ひとりに、一般西洋医学治療と東洋医学治療の折り合いをどのようにつけていくかをアドバイスするのも大切だと考えているそうです。

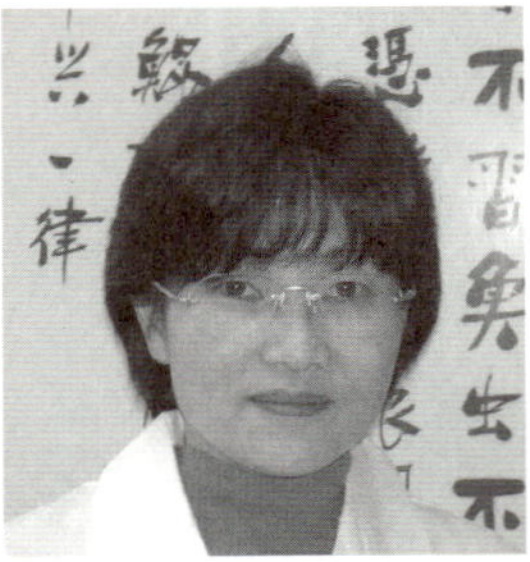

◆診療日時
【尼崎病院・東洋医学科】
月・水・木9〜11時受付
（再診からは原則的に予約制で9〜15時30分。但し電話予約不可）
【東洋医学研究所付属診療所】
漢方薬治療：随時
鍼灸治療：専門の鍼灸師7人体制
電話にて予約・変更可
◆受診方法
紹介状不要（但し、あると待ち時間が短くなる）
◆所在地
尼崎市東大物町1-1-1
（阪神神戸線大物駅下車すぐ、またはJR尼崎駅より徒歩22分）
［病院］tel.06-6482-1521
［診療所］tel.06-6481-3406

兵庫県
三原町

日笠久美先生〈内科・東洋医学〉

河崎医院

淡路島の豊かな自然に囲まれて建つ河崎医院で内科、東洋医学にあたっているのが日笠久美先生です。「いつもどうすれば患者さんがより元気になられるか」と考えている日笠先生は「豊かな緑や爽やかな風に触れるとリラックスできますし、元気にもなります。そういう意味でここの自然環境は最適ではないかと思っているのです」と語ります。

また、「一人ひとりの患者さんの事情や体質にあった対応を心がけ、患者さんと共に歩む医療を行ないたい」とも。

母親と子どもたち、中高生、未婚の若い女性、高齢の婦人など、世代に関係なく多くの女性が訪れるのも、日笠先生たちのこうした思いが、一人ひとりの患者さんたちに伝わっているからかもしれません。

院内では、患者さんたちがさまざまな情報を交換し合う光景なども見られ、ひとつのコミュニティにもなっているようです。お互いにいたわり合うことも、どこかで心と体の健康に役立っているのかもしれません。

また日笠先生は、患者さんの症状をよりトータルに把握し、自己治癒力を高めたいという思いから、東洋医学にも積極的に取り組んでいます。

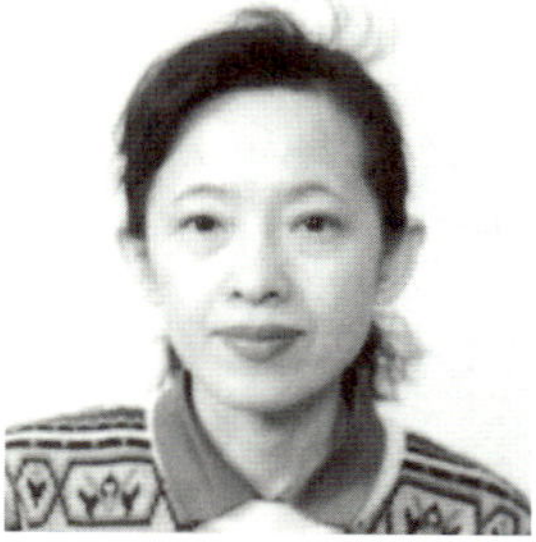

◆診療日時
月・火・金
9〜12時・15〜18時
土9〜14時
◆受診方法
紹介状不要
◆所在地
三原郡三原町榎列掃守22-5
（三宮駅から福良行きバス「榎列」バス停より徒歩2分）
tel.0799-42-2020

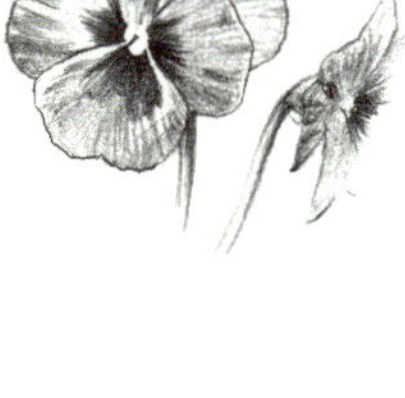

熊本県
熊本市

板井八重子 先生〈内科〉

芳和会 くわみず病院附属 くすのきクリニック（院長）

生活習慣病や在宅医療を専門とする板井八重子先生は、糖尿病治療への心理的アプローチを追求しています。生活習慣病の指導のため、栄養士、トレーナーによる実技を含む指導を行なっているほか、患者さんの運営参加のもと、糖尿病の患者会もスタートさせました。

また、往診や訪問看護、通所リハビリを積極的に行ない、高齢者が地域で家族と共に暮らしていけるような地域ネットワークづくりを目指しています。さらに自律神経症状に対しては、漢方専門医とも連携をはかりながら、漢方医療を試みています。

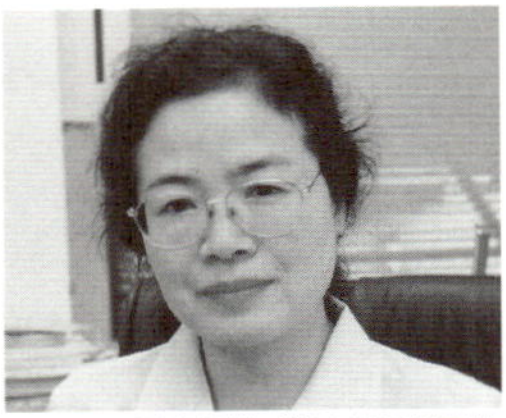

写真提供／熊本日日新聞社

◆診療日時
月・木9～12時・15～18時、水17～19時、金・土9～12時（金午後は往診）
◆受診方法
紹介状不要
◆所在地
熊本市龍田5-1-41
（JR豊肥線武蔵塚駅よりタクシー5分または電鉄バス「楠中央団地」バス停より徒歩3分）
tel.096-399-0187

熊本県
熊本市

早野恵子 先生〈内科〉

熊本大学医学部附属病院（総合診療部）

総合診療部は病院全体を見渡し、細分化された専門科を支援する全人的医療を目標としています。原因不明の熱や診断困難な疾患の鑑別をしたり、必要な場合には産婦人科や乳腺外科など他科とも連携を保ちながら診療し、適切な科への紹介、複数科とのチーム医療のアレンジなども行ないます。一般内科、腎臓・膠原病を専門とする早野恵子先生は「医療面接や身体診察で診断の方向づけをした後、適切な検査を施行し、正確な診断をすることが必要」と話します。ちなみに総合診療部では、予約制にて臨床心理士のカウンセリングも行なっています。

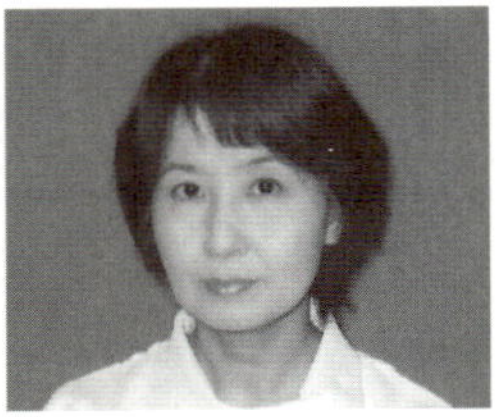

◆診療（受付）日時
月～金11時まで
◆受診方法
予約不要（カウンセリングは要予約）
紹介状はなくても可
◆所在地
熊本市本荘1-1-1
（JR熊本駅より第一環状線本荘経由のバスで20分「大学病院前」バス停下車）
tel.096-373-5770

熊本県
熊本市

清田真由美先生〈内科・小児科・消化器内科・漢方〉

春日クリニック（院長）

清田真由美先生はもともと消化器内科が専門ですが、内科、小児科にも力を注ぎ、治療には漢方も積極的に取り入れています。その先生が目指すのは地域ぐるみで行なう生活習慣病の予防と対策。

「病気の治療はもちろん、毎日の生活の中で感じる健康上のさまざまな不安を取り除くことが大事な仕事だと考えています。これは当然医師だけでは不十分ですから、看護や介護の専門家たちと協力し、クリニック全体で取り組んでいます。また、こうした体制をとることで、未病状態の人たちに対し、積極的に健康に関する情報発信を行なっています」

最近、特に力を注いでいるのが更年期外来とウィメンズヘルスケアです。「人生八〇年の時代、女性にとって更年期は本当につらい時期の意味しかないのでしょうか。私はそうは思わないのです。生き生きと爽やかにその後の生活を送っておられる女性たちの姿からみて、私には大切な人生の転換期に思えてなりません。ですから、更年期に関してあまり悩まず、一緒に考えていきましょう」と話す清田先生。ウィメンズヘルスケアの一環として「おりひめの会」というサークルを作り、さまざまな情報交換なども行なっています。

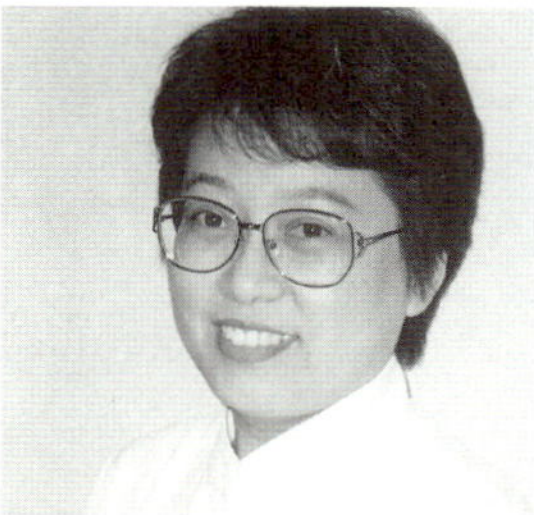

◆診療日時
月〜土9〜18時
（水・土は〜13時）
◆受診方法
初回診療は時間がかかるので、できれば事前に連絡を
紹介状はなくてもよいが、あればなお可
◆所在地
熊本市春日3-9-3
（熊本駅より徒歩2分）
tel.096-351-7151

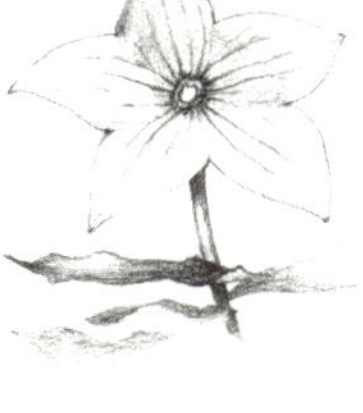

あとがきにかえて

平成一二年の厚生労働省医師・歯科医師・薬剤師調査の結果によれば、医療施設の医師従事者の総数は二四万三二〇一名で、内訳は男性が二〇万八三五三名、女性が三万四八四八名となっています。

この中で、医育機関（大学医学部など）付属病院の勤務医の内訳を見てみると、臨床系の教官または教員として登録されている医師の数は男性一万八三五六名に対し、女性は一七六三名で、女性は全体の八・七％に過ぎないのです。

女性の医療、性差に基づいた医療を科学的根拠に基づいた医療として根付かせるためには、この現状の打破がまず必要なのではないでしょうか。

日本では文部科学省の文部統計要覧によれば、平成三年に臨床研修医予定者七二四九名中、女性が一四五一名となり、女性医師の割合が二〇％を超えました。その後、年を重ねるごとに女性医師の割合は増え続け、平成一一年には三一％となっています。

女性の医療、性差医療の推進の担い手となってくれる気概ある女性医師、研究者の育成、そしてそれをさらに大きく支援してやまない男性医師、研究者の存在があってこそ、この分野の真の進展が望めます。しかし、このことが決して簡単でないことは、米国の現状を見てみるとよく分かります。

米国ではすでに、大学医学部の女子卒業生の割合が、一九七九年には二三％でしたが、九七年には四一％と急速に上昇しています。八〇年代には医学部を卒業し、大学の教官ポストにつく女性は卒業者数に対する割合からいけば、女性のほうが一割ほど多かったのです。しかし、その後のポストの内訳を見たとき、九七年の時点で、男性は講師、助教授、教授がそれぞれ三分の一を占めるのに対し、女性では講師：助教授：教授の割合が六：三：一となり、七九年時の状況とまったく同じなのです。講師までは進めても、助教授の段階で半分が、さらに教授になる段階で残りの七割が振るい落とされるという現実があるのです。その大きな理由は、やはり米国でも妊娠・出産は当然としながらも、育児、介護の負担が女性の側に大きく関わっているという事実にあります。

米国政府は、今、行政主導で「女性の健康と医療政策」を進めるかたわら、一度現場を離れた女性医師、科学者の現場への復帰を促進するための、再教育と就職斡旋のプログラムを設けて実施しており、特に女性の健康と医療に関連する研究者、教育者、プライマリケア医の養成に力を注いでいます。

高齢社会、女性の人口比の高い社会、そして医師における女性医師の割合が確実に上がる社会を見据えたとき、女性の健康と医療は最も重要な医学、医療のテーマであるといえるでしょう。
現在、医育機関付属病院で頑張っている数少ない女性医師の方々にエールを送るとともに、その女性医師の方々がこれから後に続く女性医師の目標になっていただきたいと思っています。また、後輩を育てるための積極的発言と行動をとっていただけることを心から願うものです。

二〇〇二年六月

天野恵子

<監修者紹介>

天野恵子（あまの　けいこ）

1967年東京大学医学部卒業、81年医学博士。東京大学保健センター講師を経て、94年東京水産大学保健管理センター教授・所長につくとともに96年からは東京大学医学部非常勤講師を務め、現在に至る。性差医療の第一人者で、全国でのセミナー、講演も多い。

日本内科学会、日本循環器学会関東地方評議員、日本心臓病学会評議員、日本心エコー図学会幹事、日本超音波学会指導医、国立大学保健管理施設協議会エイズ特別委員会委員長、日本産科婦人科学会内分泌生殖委員

90年　日本心臓病学会「上田英雄賞」受賞

女性のための安心医療ガイド

2002年 8 月10日　第 1 刷発行
2003年 7 月10日　第 3 刷発行

監修者　天野　恵子

発行者　三浦　信夫

発行所　株式会社 素朴社
〒150-0002　東京都渋谷区渋谷1-20-24
電話 03（3407）9688　FAX 03（3409）1286
振替 00150-2-52889

印刷・製本　壮光舎印刷株式会社

ISBN4-915513-67-X　C0077
価格はカバーに表示してあります。

SERIES食彩生活 好評既刊

A5版・オールカラー／96頁
定価：各本体1,300円（税別）

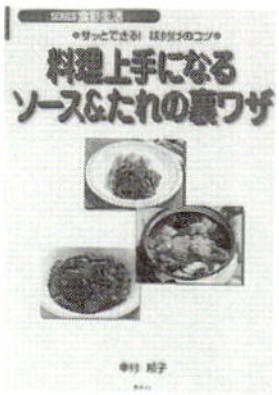

サッとできる！ 味付けのコツ

料理上手になるソース＆たれの裏ワザ

幸村邦子

ソースやたれのユニークな組み合わせや使い方が分かり、料理のバリエーションがぐんと広がります。新しい味と出会えるレシピ集。

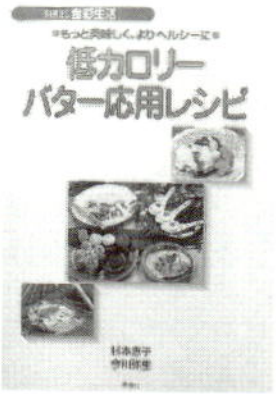

もっと美味しく、よりヘルシーに

低カロリーバター応用レシピ

杉本恵子・今川弥生

料理にコクや風味を与えるバターの多彩な活用メニュー集。コレステロール値や塩分量を下げるためのアイディアがいっぱい。料理のバリエーションが広がります。

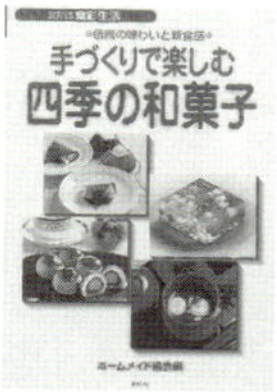

伝統の味わいと新食感

手づくりで楽しむ四季の和菓子

ホームメイド協会編

豊かな四季の彩りと日本人の繊細な巧みさによって編み出されてきた和菓子。季節ごとの風情や行事に合わせて作られたものから、洋菓子素材をとり入れた新感覚の菓子の作り方を丁寧に紹介。

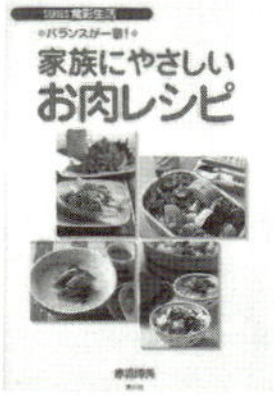

バランスが一番！

家族にやさしいお肉レシピ

赤堀博美

やっぱり食べたいお肉。そこで野菜や果物を上手に取り入れた栄養バランスの良い多彩なメニューを紹介。

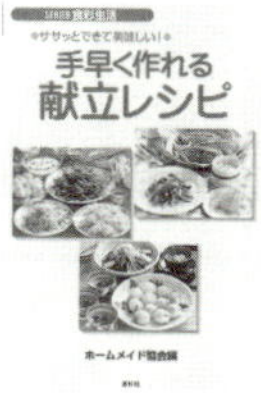

ササッとできて美味しい！

手早く作れる献立レシピ

ホームメイド協会編

早くて美味しいだけでなく、バランスの良い一週間の献立を提案。常備菜からおもてなしまで、忙しくても作れるスピードメニュー集。

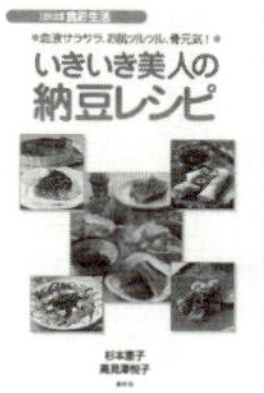

血液サラサラ、お肌ツルツル、骨元気！

いきいき美人の納豆レシピ

杉本恵子・高見澤悦子

美容と健康に効果抜群の納豆。他の食材との上手な組み合わせで、納豆パワーを美味しく効果的に摂り入れるためのレシピ集。

心と体の健康のために…

ドクター・オボの こころの体操

あなたは自分が好きですか

オボクリニック院長 **於保哲外**

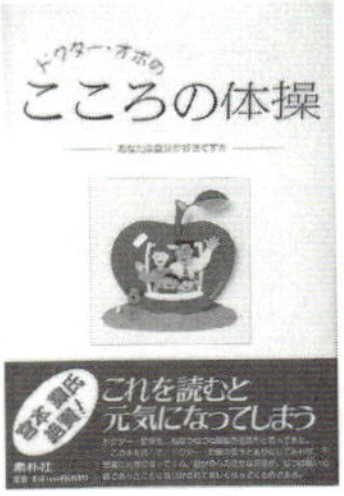

対人関係や社会との関わりは、自分自身をどう見るか、自分をどこまで評価できるかという「自分関係」で決まると著者は語る。「人間を診る」医療を心がけている著者のユニークな理論と療法は、こころと体を元気にしてくれる。

四六判 上製／定価：本体1,500円（税別）

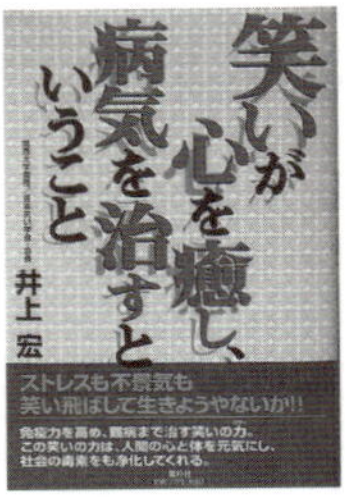

ストレスも不景気も笑い飛ばして生きようやないか!!

笑いが心を癒し、病気を治すということ

関西大学教授／日本笑い学会・会長 **井上 宏**

免疫力を高め、難病まで治してくれる笑いのパワーは、人間を元気にしてくれると同時に社会の毒素をも吹き払ってくれる。閉塞感漂う現代にこそ笑いが必要だと著者は語る。

四六判／定価：本体1,300円（税別）

イラスト解説 環境ホルモンから子どもたちを守るために

これだけは知っておきたい内分泌障害性化学物質の怖さ

横浜市立大学教授 **井口泰泉** 監修　A5判／定価：本体1,300円（税別）

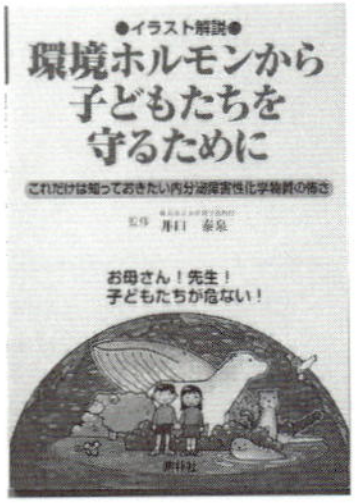

人間や野生生物にさまざまな悪影響を与えている化学物質から子どもたちを守るために、どの物質にどんな危険性があるのか、その影響を避けるために家庭で何ができるのかをわかりやすく解説。

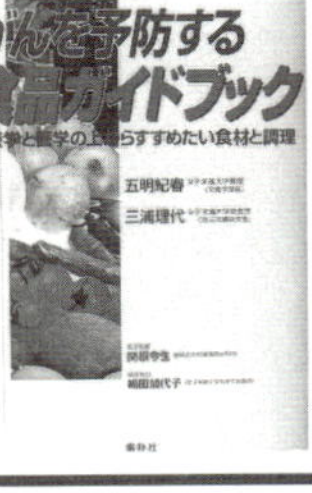

がんを予防する 食品ガイドブック

栄養学と医学の上からすすめたい食材と調理

女子栄養大学教授 **五明紀春**・女子栄養大学助教授 **三浦理代**

最新の研究成果に基づき、部位別がんを予防するために、何をどう食べればよいかを解説。がん予防に役立つ食材を使った料理のレシピも豊富に収録。食生活を通してがんから体を守るための決定版。

A5判／定価：本体1,500円（税別）